U0278171

可喜可贺的临终

[日] 小笠原文雄 / 著

陈龙美 孙纾妤 / 译 宁晓红 / 审阅

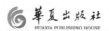
华夏出版社
HUAXIA PUBLISHING HOUSE

图书在版编目（CIP）数据

可喜可贺的临终 / (日) 小笠原文雄著；陈龙美, 孙纾妤译. ––北京：华夏出版社有限公司, 2022.3（2024.6重印）

ISBN 978-7-5222-0169-6

Ⅰ. ①可… Ⅱ. ①小… ②陈… ③孙… Ⅲ. ①临终关怀–研究 Ⅳ.①R48

中国版本图书馆CIP数据核字（2021）第171225号

NANTO MEDETAI GORINJU by Bunyu OGASAWARA
© 2017 Bunyu OGASAWARA
All rights reserved.
Original Japanese edition published by SHOGAKUKAN.
Chinese (in simplified characters) translation rights in China (excluding Hong Kong, Macao and Taiwan) arranged with SHOGAKUKAN through Shanghai Viz Communication Inc.

北京市版权局著作权登记号：图字01-2020-4270号

可喜可贺的临终

著　　者　　[日]小笠原文雄
译　　者　　陈龙美　孙纾妤
责任编辑　　赵　楠

出版发行　　华夏出版社有限公司
经　　销　　新华书店
印　　装　　三河市万龙印装有限公司
版　　次　　2022年3月北京第1版　2024年6月北京第3次印刷
开　　本　　880×1230　1/32开
印　　张　　8.625
字　　数　　179千字
定　　价　　58.00元

华夏出版社有限公司　　网址:www.hxph.com.cn 地址：北京市东直门外香河园北里4号　邮编：100028
若发现本版图书有印装质量问题，请与我社营销中心联系调换。电话：（010）64663331（转）

序一

　　这本书的名字叫《可喜可贺的临终》。如何面临临终了，这是一个多么沉重的话题！——不是对一个人，而是对每个人。

　　生命从开始到消亡，即生和死，是寻常的，又是神秘的；是宗教的，也是科学的；是悲哀的，亦是欢乐的……是一个生命必然经历的过程和两个端点。人本身就是自然中的一物，终归要回归天地，抵抗这种力量注定是枉然。自然灾害、瘟疫、战争、意外事件等可以在骤然间造成千百万人伤亡、生灵涂炭，而这里我们所说的死亡是老化，或是各种疾病造成的残害、痛殇与死亡。

　　人口的老化是一个必然的趋势。中国已经进入了老龄化社会，我国大于 60 岁的老人已经占人口总数的 18.7%（国际标准是 10%），大于 65 岁的老人占 13.5%（国际标准是 7%）。另一个影响人类健康与寿命的因素是疾病，主要是心脑血管疾病和癌症，其中癌症已经成为人类健康和生命的重要威胁，每年我国死于癌症的病人达 300 万。

　　但是，即便无病无灾，生命的终点也会到来。那么，我们该如何面对它？这是对病人、对公众、对社会、对医者，都值得思考的问题，是一个不可回避的现实，如何正确对待它非常重要！

这要涉及和引出一个重要的理念、思考、学问和行动，就是临终关怀和终极关怀，特别是临终关怀（Terminal Care），后来它形成了一个医学门类，叫作缓和医学（Palliative Medicine），也曾经叫过姑息医学。这些名词有一些区别，但又密切相关。临终关怀基本上是一种服务和照顾，而缓和医学还包括医疗和处置。但它们都会达到一个共同的目标，就是善始善终——就像泰戈尔美妙的诗句：生如夏花之绚烂，死如秋叶之静美。

本书以 46 个在家临终的故事，提出了一种安宁善终的选择。这些故事是感人的回忆、是动人的期望、是推心置腹的忠告。它告诉我们，一个人的生活态度决定了他的生活质量，包括生与死。一个人的死，不是死者在笑，周围人在哭；它不应该被认为是死者的不幸，也不应该被看作是生者的不幸。对于公众、社会、病人，或者对于死者、遗属，都不应该是噩梦。我们重视和尊重每一个生命，任何垂危将死之人，他的一句话、一封信、一点要求和愿望，都应被视作善言善行。我们有这样的一个共同认识，就是社会需要真正的、友好的临终关怀。

1984 年我在挪威奥斯陆镭锭医院做访问学者，负责过一个小女孩儿，她只有七岁，却患有恶性卵巢生殖细胞肿瘤，已到晚期。小女孩儿居然知道自己的病情，在我和她的一次谈话中，她说的话让我非常震撼。她说，大夫，我并不怕死，只是死后有两件事儿让我担忧。第一，我死了以后，我的妈妈会非常悲痛、非常悲痛，怎么办呢？第二，我死了以后，我的小妹妹只有三岁，谁陪她玩儿呢？谁哄她呢？我很放心不下。这就是一个死者临终前的想法，让人唏嘘不已。

诚如前述，本书提出了一个非常重要的命题，就是人们对临终关怀的认识和如何对待的问题。这是社会问题、民生问题，也是医疗问题。死得自然，死得安详、无痛无苦，这是人类的共同愿望和社会需求。在国家和社会层面，我们已经有了各种养老康复机构和设施；在家庭和个人层面，我们有伦理、道德、法律、保险等，这些都是对老弱人士、伤残病患的关爱和保护。

关于安乐死，问题颇为复杂，涉及谁来选择、如何选择，谁来执行、如何执行，以及复杂的伦理道德问题，可能会有另外的研究与讨论。

我们在这里要讨论的另一个重要问题是，该如何改变晚期肿瘤病人、临危病人和其他老人的医疗认知。任何医学或者医疗的研究与实践，它们的愿望与目标应该是一致的，都应该符合个人、家庭、社会、国家的企冀和需求。医学的指导思想应该以人文哲学为基础，所谓哲学始源于医学，医学归隐于哲学。医学打破了生死的自然规律，可能导致人类抗拒必然的死亡。但真正的问题在于如何正确理解生命的意义或者死亡的意义，避免无意义的，甚至善意的扰乱。

关于缓和医学的书并不多，能给大众看的更少，本书可谓雪中送炭，值得称道。2020 年出的一本《辞世之路》（*The good death*），也值得我们参考。

希望这本书能够提高公众对于临终关怀的认识，推动缓和医学的发展。谢谢原著者和译者们！

郎景和

中国工程院院士

北京协和医院妇产科名誉主任

中国医师协会妇产科分会会长

2021 年秋

序二

幸福是什么？有关生，也有关死。死亡质量是幸福指数的重要参考值，关系到一个人最后的尊严。但死亡这头"房间里的大象"，大多数人假装看不到，甚至讳莫如深。

然而，死亡并不会因恐惧和忌讳就停止脚步。在东方社会普遍回避死亡、拒绝死亡的语境下，追求高质量死亡的安宁缓和医疗正在悄然发展。

这是一本教人如何笑着面对死亡的生命之书，将一个个生动真实的故事、一位位有如邻里的主人公、一幕幕充满烟火气的过往片段，毫无遮掩地呈现在读者面前，默默地讲述着那些生命末期的病人与家属、医生，以及照护团队的难忘经历。让我们目睹了生命尽头的一段段真实旅程。作为医者，我曾见证过许多生死，但如此集中地阅读临终故事，对我来说无疑也是一种珍贵又特别的体验。

死者善终，生者无憾。"如何才能善终"，这是本书致力回答的核心问题，也是安宁缓和医疗的终极课题。然而，安宁缓和医疗的推广并不容易，它不仅是对患者的帮扶，更是全社会文明进步的必经之路，需要建设完备的学科体系和人才培养体系，在全社会进行普及教育，建立立体、人文、高效的"医护＋社会"联动服务系统，需要医保政策、法律法规各方面的支持保障，需要与老龄化社会下人生终末期综合服务的齿轮有机咬合……有太多工作需要去做。

令人欣喜的是，近年来我国政府在老年康复护理方面推出了多项举措，越来越多的有识之士已经行动起来，加入到安宁缓和医疗的队伍中，致力于提高国人的死亡质量，为有苦有难的病人和家属带去慰藉和福音。北京协和医院也在行动——以宁晓红医生为代表的安宁缓和医疗组，积极工作、不断深耕，发展出自成一体的安宁缓和医疗创新模式。我们期待通过他们的努力，不留遗憾、平静从容的临终告别可以成为主流。

"生如夏花之绚烂，死如秋叶之静美。"泰戈尔的诗句表达着一种平静自然的生死观，表现出面对死亡最美好的姿态。相信通过这本书，更多的人能够了解安宁缓和医疗，让临终不再悲伤，让生命来去从容。

张抒扬

北京协和医院院长

2021 年 10 月 1 日

自序

您知道"一个人生活，或是患有癌症，都可以在家中开朗地生活到最后"吗？

您知道"在重要的人离世之时，我们也可以微笑着送别"吗？

答案是肯定的。或许这让人吃惊，但这就是我 30 多年来从事居家安宁疗护，帮助过 1500 多位病患在家中离世，且其中有 100 多人是独居患者的生活实景写照。我一直把"开朗地生活、平静地离世"称为"可喜可贺的临终"——无论对于本人，还是遗属，我确信这都是最好的礼物。因此，我一直致力于居家安宁疗护的普及工作。

2017 年 6 月，这本《可喜可贺的临终》出版后，在严重老龄化的日本社会引起巨大反响和共鸣，瞬间成为畅销书。

2017 年 10 月，我母校名古屋大学的松尾清一校长决定在日中之间就老龄化社会问题进行交流，启动了"名大巡讲"活动。我作为团长，与名大教授葛谷雅文、张绍良（中国交流中心主任）一同访问了上海。此次活动得到了"上海日本白玉兰会"代表干事星屋秀幸先生的大力支持，取得了极大的成功。

同时，我们还来到作为中日交流窗口的上海市人民对外友好交流协会，拜访了景莹副会长，并参加了日本驻上海总领事馆总领事片山和之先生（现为日本驻秘鲁全权大使）在总领事官邸举办的欢迎晚宴，就高龄人士的医疗问题交换了意见。在上海日本商工俱乐部主办的演讲会上，我就《可喜可贺的临终》做了分享，听众多为居住在上海的日本人和对外友好协会的干部，我再次感受到"中国老龄化社会话题"的社会热度。

在深入交流中，大家提出了各种各样的问题。如：

- 一个人生活会不会孤独而死？家人会不会担心？
- 不用花钱吗？
- 如果不能动了，吃饭和上厕所怎么办？
- 疼痛或难受的时候，该如何处理？
- 为什么遗属可以笑着比"V"？

对于这些问题，本书中的许多故事都会给我们答案。

非常荣幸，2020年，我获得了日本第16届健康社会奖，"医师部门"中仅我一人获此殊荣，这也是对居家安宁疗护事业的一种肯定。今后我还将继续前行，为社会的健康发展贡献应尽之力。

最后，希望读过本书的各位，都能在自己期望的居所里开朗地生活到最后，获得人生的终极幸福。

2021年　感恩每一天

小笠原文雄

目　录

第三章

即使独居，即使没钱，也没有问题

前　言

"明天我要出趟门，你帮我把常用的包和鞋子都准备好吧。"

"这是要去哪儿啊？带上我一起呗！"

"这次我得去一个很远的地方，你就待在家里，不要跟我去了。"

这是二十五年前，癌症末期患者丹羽先生和妻子的一段对话。正是因为丹羽的事情，我才开始认真思考"居家医疗"。

当时，我在岐阜站南边开设小笠原内科诊所刚三年，对于居家医疗并没有什么特别的关注，只有患者希望我上门出诊时我才会去，偶尔会和他们闲聊几句。

作为丹羽的家庭医生，我上门给他看诊的时候比较多。

一天，丹羽对我说："小笠原医生，和我一起去钓鱼吧！"

于是，丹羽夫妇、我、我的妻子以及当时还在上小学的儿子，五个人一起去了长良川。眺望着金华山明媚的景色、享受着垂钓乐趣的丹羽满脸笑容，开心的样子完全看不出是一位癌末患者。

两个月后的一天，我按照惯例一大早去看丹羽，就在结束诊治准备离开时，他的妻子在门口叫住了我。

"小笠原医生，男人到了最后一刻都还是很要面子吗？我的先生昨天……"接着，她将开头的对话告诉了我。我吃惊地问道："哦？丹羽先生打算今天走吗？"

"小笠原医生，您没有注意到枕头边上的包包和鞋子吗？"

"你这么一说，好像是有一个包，但是，鞋不是应该放在门口吗？"

"是啊！可这次，丹羽非要我把包和鞋都放在他的枕头边。"

对于丹羽妻子的描述，我感到有些不解。回到诊所两个小时左右，我正出着门诊，丹羽的妻子打来电话："我的先生刚刚走了。"

啊！那个早上还面带微笑的丹羽真的这么快就走了？我实在震惊。于是，我对丹羽的妻子说："那我马上过去看看。"

然而，丹羽妻子的回应让我万万没有料到。

"小笠原医生，丹羽已经走了，您先忙完手上患者的事再来我们家就行。我现在很平静，丹羽能够走得如此安详，我心里是很高兴的。"

她这样说让我非常惊讶。当我带着复杂的心情看到她先生的时候，就更被震动了——离世后的丹羽，表情非常安详，脸上挂着微笑，像极了两个月前我们享受垂钓乐趣时的样子。

看到丹羽走得如此安详，以及他妻子脸上的笑意，我的内心受到了强烈的冲击，同时，也开始思考：为什么会是这个样子？

在医院工作的时候，我每天治病救人，也曾经历过数百名病患的离世——在我的概念里，死亡必然是"痛苦的"，我能给家属的安慰大概也只有"节哀顺变"而已。当时，大家普遍存在"一旦在家里感觉难受，就叫救护车到医院"这样的想法，所以大部分人到了最后都是在医院里接受延命治疗，并最终痛苦地死去。

然而，丹羽在最后一刻仍然能愉快地做着自己喜欢的事——钓鱼，并和妻子开心地相伴生活直至安详离世，这大大改变了我对死亡的认知。

当患者实现了"最后时光在家里度过"这一愿望时，有时候真的会发生令人感叹的生命奇迹！我开始意识到，居家医疗比起医院可以实现更多的生命关怀。因此，在之后的二十五年间，我全身心地投入到了居家医疗当中。

在本书中，你将看到许多人的笑脸，这些都是我实际参与治疗的患者生命的真实写照。

也许你会非常惊讶地问："真的有这种事情吗？"其实和你一样，我在从事居家医疗直至完全踏入"居家安宁缓和医疗"领域之前，也很难想象刚刚失去至亲的家属会笑着比出"V"字形手势。

但是，现在不同了，因为在长期从事居家安宁缓和医疗的过程中，我亲眼见证了太多奇迹的发生。

目前，居家安宁缓和医疗的概念尚未统一，但是我总会这样向别人解释它的内涵：

居家安宁缓和医疗中的"居家"，是指受照护者的生活居所

（注：可以是自己的家，也可以是一起生活的孩子的家，或者养老院等）；"安宁"则不仅关注生，也关注死，思考怎样的照护方式对于即将离世的患者才是最为恰当的；而"缓和"是指缓解患者的痛与苦，且不限于临终的患者。居家安宁缓和医疗强调人与人之间的帮助与关怀，关照被照护者的愿望、表达及灵性需求，帮助他们点燃每一天的激情，让所有人充满力量感和价值感。（该名词在后文中将统一简称为"居家安宁疗护"一词。）

近些年来，通过积极演讲等启发活动，我发现有许多人"希望"最后的日子能在家中度过，但是却不知道最后的日子"能"在家中度过。

目前，日本有多达75％的人是在医院离世的。但实际上，由于照护保险制度的实施以及居家医疗品质的提升，即便是独居的癌末患者，也能实现最后一段时光居家度过这一愿望，可以选择在自己喜欢待的地方离世。

活着的时候没有疼痛或不安，内心充满着喜悦，离世时平静而安详，亲爱的人也会与我们笑着道别。这难道不是我们每一个人都希望的可喜可贺的临终吗？

人一生只能死一次！

希望那些因为"独自生活"或"害怕给家人添麻烦"而放弃居家医疗的患者，还有担心"无法照护患者"的家人们，以及还不知道居家安宁疗护为何物的人，可以抱着或许人生能有"多一种选择"的心态，阅读完此书。

为保护个人隐私，本书中患者等人的姓名均为化名。

第一章 ————

待在家里，
就可以做自己喜欢的
事情直到最后

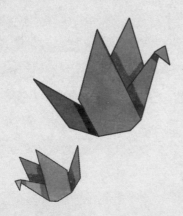

我想再出国旅行一次

浅井美树　40岁，女性
病　　情：子宫颈癌、骨转移、骨盆转移（预计生存期
　　　　　3个月）
家庭成员：与父母同住

"我想再出国旅行一次。"

美树将她的愿望告诉了我。她能够梦想成真吗？

当美树母亲来到小笠原内科诊所时，美树已经被医生告知所剩时间不多了。

"小笠原医生，我的女儿得了癌症，正在住院，医生告诉她只有三个月的时间了，可她却说在死之前无论如何都想出国旅行一次。她疼得连坐都没法坐，怎么可能还去旅行呢！"

"不会啊！我觉得她可以试试。如果像现在这样一直住院的话，估计是去不成的，但是出院，倒有可能成行。"

大概很多读者也会认为，只剩下三个月的时间且不能坐立，是无法出国旅行的，但事实却并非如此——很多患者无从谈及旅行是因为在住院期间不被许可外出，并非因为体力问题或者预期寿命短而出行受限。我对美树的母亲说："如果出院的话，她的身体情况可能会比现在好一些，不妨试试看。你们可以办理'紧急出院'，如果有需要，就随时联系我。"

"这样吗？！太谢谢了！我回去和美树商量一下。"

之后，为了实现美树最后的愿望，她们商讨的结果是办理出院。得知这个决定，我立即与医院的出院协调室联络，帮助美树办理了紧急出院手续。

关于"紧急出院"，您可能少有耳闻吧？

正如字面所示，**紧急出院**，就是立即出院的意思。在期望**"回家"**的患者当中，许多人已被医生告知了预期寿命，或是处在随时可能离世的阶段。对于这些患者，每一天都有可能抵达命运的岔路口。因此，为了使患者在决定的当日便能出院，我一直与医院保持着紧密的协作。

一如患者可以紧急住院一样，同样也可以办理紧急出院。

出院后，美树便开始接受小笠原内科诊所的居家安宁疗护。当时，美树的 ADL 非常低！ADL（Activities of daily living）是指患者的日常生活能力，包括进餐、排便、行走以及洗浴等日常基本生活能力，与此相似的词还有 QOL（Quality of life），意指"生活质量"。

要帮助美树实现出国旅行的愿望，首先就得帮她提高日常生活能力，其中，最关键的就是解决她连绵不断的疼痛。于是，我们每天给她注射具有强力抗炎作用的皮质类固醇－甲强龙注射剂，此外，还单独或合并使用了三种麻醉止痛药（吗啡、羟考酮、芬太尼），除此之外，还有居家护士上门为她做按摩并提供心理关怀，这些措施下来，美树的疼痛得到了解决。

由于居家安宁疗护解决了疼痛这个大问题，加之美树心中一直有"去旅行"这样一个期盼，她的日常生活能力得到了很大提升。我想，即便美树最后没能实现出国旅行的心愿，她也是怀抱着希望走的！这不正是**充满希望的离世**吗？

当我去美树家出诊时，她和我谈论起要前往韩国旅行。

"我从来没有去过韩国，真想去那里打打高尔夫，也想去济州岛看看。美树想去哪里呢？"

"我和妈妈以前到过首尔，这次还想再去。好期待啊！真想早点成行！但是，我带着止痛药，不知道能不能顺利通过海关？"

"只要提交资料，应该就没有问题。我会帮你开好一个英文证明书，上面写明你带的是医用止痛药以及携带药物的总量。如果海关问起来，就拿出来给他们看好了。"

"如果突然疼得厉害、很难受怎么办呢？"

"我会帮你写好一个转诊单给你带着，拿着它安心去当地的医院就好！遇到任何问题，可以随时打电话给我。"

"我不会死在韩国吧？"

"到了要死的时候，无论在哪儿都会死的。但活在希望之中的人是不会那么轻易地死掉的！放心吧！好好去玩！"

就这样，在接受居家安宁疗护大约一个月后，美树终于实现了出国旅行的愿望！

美树在国外度过了一段非常美好的时光。从韩国回来，美树带给我的最好礼物就是脸上的笑容。三个月后，她平静地离开了这个世界。

美树的例子告诉我们：**患者原本不得不放弃的愿望，有可能通过居家安宁疗护的干预得以实现。如果患者活在希望之中，那么他们的生活质量就会得到提升，并最终使他们的日常生活能力也得到提高。**

就像美树的例子一样，在本章中，我将透过一个个生动的故事告诉大家居家医疗最大的魅力就在于**"自由地生活"**，安宁疗护和家这一治愈的空间可以让患者减轻疼痛，获得生命的延长，并且感到幸福。

完成工作才是我最大的心愿

远藤崇史　62岁，男性

病　　情：大肠癌、食道癌、肝转移（预计生存期3个月）

家庭成员：和妻子一起生活

"得了癌症，真好。"

这是癌症末期患者远藤先生讲的话。也许对于那些正在与癌症作斗争，或是家人正在遭受癌症折磨，以及最爱的人死于癌症的人来讲，这样的话听起来非常残忍。

根据日本厚生劳动省的调查，自1981年起连续35年，恶性肿瘤（癌症或肉瘤）持续位居日本人死因的第一位，每两个人当中就有一人罹患癌症，每三个人中就有一人死于癌症。

所以，在大家的印象当中"癌症是致命的疾病"。当一个人被诊断为癌症时，毫无疑问，在精神上会遭受巨大的打击，然而，为什么远藤会说"得了癌症，真好"呢？在这个篇章，我将和大家分享他的故事。远藤在得知病情真相后，并没有陷入对癌症的怨憎当中，而是以平和的心态过好每一天，与癌症共处，甚至还能说出"虽然我和癌症谈不上是朋友，但我们相处得很好"这样的话。

远藤的大肠和食道上都发现了癌细胞，并且已经转移到了肝脏。

医生对远藤说："住院化疗吧！"

远藤问道："医生，化疗能治好我的癌症吗？"

医生对此难以回应。

"医生，请您明确地告诉我，使用化疗的话能不能治好我的癌症？"

在远藤不断地追问下，医生终于告诉他："治不好的。即便使用化疗，也只能延长1到2个月的生命。"

"就算使用化疗也只能延长1到2个月的生命吗？"

"是的。您的肿瘤已经转移到肝脏，最大的一颗有拳头大小，还有两颗是拳头的一半大，再加上指甲盖儿大小的，一共有14颗。"

"医生，如果使用化疗，我还能工作吗？化疗有什么副作用吗？"

"化疗需要住院，恐怕就不能工作了。副作用主要有恶心、呕吐以及吃不下饭，不过我们会给你输液补充必要的营养，这一点请放心。但是，如果白细胞或血小板数量急剧减少的话，有可能一个月就会离世。"

听了医生这番话，远藤决定不做化疗，而是选择在家中度过自己最后的日子。因为，他想要"继续工作"。

许多人可能会想：人的生命不是远比工作更重要吗？但是，作为一级建筑师，始终将客户感受作为首要考量的远藤觉得，与其住院治疗延长少许生命，还不如去完成刚刚接手的工作，让人生不留遗憾。这也是他在确知疾病真相后才做出的抉择。

许多患者担心，如果拒绝了主治医生的治疗建议，与医生之间的关系就会变差；还有很多人对自己的决定缺少自信，最终还是按照医生的建议去做了。然而，这是事关自己生命的头等大事！患者非常有必要事先向医生问清化疗效果以及风险在内的所有细节，在此基础上再决定接受何种治疗。这一点，对于患者来说尤为重要。

在小笠原内科诊所，远藤来寻求帮助。他问我："小笠原医生，我拒绝了化疗，这样的选择到底对不对呢？"

对此，相信不同的医生，可能会给出不同的答案。而我做了这样的回答："这取决于每个人的人生观和价值观。无论住院接受治疗、忍受痛苦、获得生命的少许延长，还是选择继续工作，都取决于自己希望以怎样的方式度过余生。哪一种选择都没有错，只要遵从自己内心的声音就好。"

听了这番话，远藤果断地说道："如果化疗可以治好我的癌症，当然我会去治疗，可是，如果只能延长一个月的寿命，那我宁愿选择工作。完成手上这个项目估计得半年的时间，或许会来不及，但我还是想完成它。所以，为了我能够工作，请帮忙解决我的疼痛问题吧！"

就这样，远藤开始定期来小笠原内科诊所接受安宁疗护，在解决疼痛问题的同时，也接受心理支持治疗，这样，他就可以专心工作了。不知不觉，时间已经超过了当初医生预估的三个月。又过了两个月，远藤的体力日渐衰弱，最后已经无法自己前来就诊。于是，我们将诊疗模式切换成了居家安宁疗护。

每周，我们会为远藤打4次甲强龙注射剂，居家护士还会为他擦拭和按摩身体，使他的身心得到放松。于是，远藤的健康状况再度好转。

在家中专注于工作的同时，远藤也非常珍惜与家人共处的时光。

这段时间里，远藤和妻子去了早前一直想去的寺庙参拜，成家立业的孩子们也常常回来团聚，远藤和孙子在一起玩耍的时间也变多了。

之后，远藤的体力越来越差，待在床上的时间变得越来越长，而这时，他不惜缩短寿命也要去完成的工作顺利结案了。接下来，他便每天与朋友、家人在一起开心畅聊，度过了一段愉快的时光。

在接受居家安宁疗护之初，远藤的妻子也有过许多担忧。

"最开始我非常担心，怕远藤在家接受治疗，需要我24小时全程照顾，我的生活会因此受到限制。可实际上，居家护士或护理员总能很精心地照护远藤，我在一旁看着就可以了，非常轻松。这让我感到安心。"

一天，远藤的妻子拿出一张照片给我看，是准备用作遗像的照片。

她微笑着说道："拍得很好吧？真的不敢相信我们可以像这样为离世后的事情做准备，而不是到了那时才慌慌张张地凑合一下办事。可以这样做，真的是太好了。"

在远藤去世的8天前，我去他家出诊。远藤非常高兴："小笠原医生，委托我设计房子的客户给我寄来了苹果，我太太拿它做的苹果汁很好喝，您也来一杯吧！"接着，他便给我们端来了苹果汁。之后，我们与单手拿着苹果汁、脸上满是笑容的远藤一起合影，大家开心笑着，比出了"V"字形手势。负责拍照的远藤妻子也笑得非常开心。

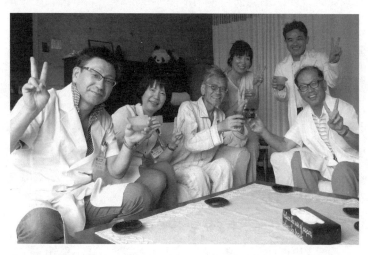

在远藤去世的8天前，大家一边喝着可口的苹果汁，一边开心地笑着比出了"V"字形手势。

身为一名建筑师、一个父亲、一位丈夫，远藤在完成了所有自己想要完成的心愿之后，那个离别的时刻也临近了。

每当离别的时刻将近，我们的居家护士就会交给患者家属一本"临别手册"，向他们说明临别时需要注意的事项。

"临别手册"，顾名思义，就是当医生判断患者将近离世时向其家属交付的"手册"，上面详细记载了临别时应该注意的事项。

虽然家属希望帮患者完成"在家中走完生命最后一程"的愿望，但大多数的家属都没有在家中照护临终亲人的经验。

患者状态好，倒没有太大的问题，倘若在离世前出现一些异常情况，家属就很容易不知所措，陷入恐慌，情急之下便会叫救护车。如果家属在这种情形下叫了救护车，车又在患者离世前抵达了的话，大家觉得会发生什么样的事情呢？我认为会发生一场悲剧。医生会对患者施以各种急救和延命措施，不让他就这样死去。

为了避免酿成这样的悲剧，家属应该事先了解患者在临终时刻可能出现哪些状况。"临别手册"正记载了患者接下来将会出现的状况，以及家人在与患者离别时该做哪些事情、不该做哪些事情。

当居家护士向远藤的妻子说明临别注意事项时，长久以来精心照顾远藤的她眼圈泛红，含泪说道："虽然听到这些很伤心，但是如果毫不知情的话，心里会更加不安。事先知道了这些注意事项，我感觉好多了。"

在远藤去世的头两天，他曾经对我说："死亡一点都不可怕。有人觉得可怕，可能是心有不安吧！我的心里没有任何牵挂，我已经完成了想要做的所有事情，感到很幸福。我的一生过得很充实。要说我死得漂亮可能有点奇怪，不如说我活得很漂亮吧！癌症，对于我来说，并不是一件坏事。"

两天后，远藤在家人的陪伴下，安详离世。

在前面《我想再出国旅行一次》中，我向大家解释了 QOL（生活质量）的含义，另外还有一个词叫 QOD（Quality of death），意指死亡的品质。

如果化疗有效，当然应该进行治疗。但是，如果化疗只能延长一个月的生命，你会做何选择呢？远藤选择了拒绝化疗并重返工作，他在完成工作的充实感和居家的满足感中愉快地度过了 7 个月的时光，我认为他的死可以说是充满希望、心满意足、毫无牵挂的死，称得上是品质最高的死亡了。

远藤的故事告诉我们，"生与死的方式，是可以由自己选择的"。

后来，继承父业的远藤儿子对我说了这样一番话：

"手术，是为了延长生命、不让人死掉的一种手段。但是，我的父亲没有选择延命，而是充分利用剩余的时间去完成心愿，让人生不留遗憾，我觉得父亲向我们展示了另外一种可能、一种充满价值感的死亡方式。"

迎接离别之日的来临

~ 为了更好地照顾患者直到最后 ~

小笠原内科诊所 / 小笠原居家照护站

　　各位克服种种困难，已经让患者居家休养了一段时间，根据患者的症状变化，想必作为家属已经察觉到别离的时刻临近了。此时，对于如何应对患者接下来的症状，您可能有着各种担忧。为了能够保有平静的心情与患者道别，我们希望您能做好心理准备工作。倘若希望当面交流，请您联系我所。

患者今后可能会出现以下情况：

　　* 变得难以吞咽食物和水，有时可能会被噎到、呛到。布丁或果冻等更易于吞咽，但在喂食之前，请先咨询医生。

> 家属不要勉强患者进食，或强行叫醒，应尽量尊重患者本人意愿行事。

　　* 食欲变差，基本不再进食，昏睡时间延长。

之后，症状会加重。还可能出现：

　　* 口干，以致说话困难，痰量增多。可用冰块或打湿的棉棒等滋润嘴唇，有时，患者也会说几句话。

　　* 有可能出现一些紧急情况（如出血、肺炎等）。

＊有可能胡言乱语或情绪亢奋。此外，还可能出现日夜颠倒，不能正确辨认地点、时间、家人或朋友的情况。

＊尿量可能会减少。

＊手脚变凉（血压下降导致）。

以上情况不一定会全部出现。如有疑问，请咨询专业人员。

临终时刻的表现：

患者基本处于昏睡状态。即使家属呼唤或摇动，患者也无任何反应，几乎一动不动。之后，患者的呼吸将会剧烈波动，大口呼吸后，有 10~15 秒的停顿，然后又接着呼吸。肩膀或下颚会上下起伏，呼吸会变得急促。虽然看上去有些痛苦，但此时患者本人已经意识丧失，并不会感到痛苦。

请记得：听力是最后丧失的。请慢慢地呼唤患者，轻声地与他说话。

最后，呼吸停止，患者的胸部和下巴不会再动。测量不到脉搏，心脏停止跳动。

（上述情况较为常见，但也有患者直到最后还可以说话，或家人就坐在身边，在没人察觉的情形下，就已经安详离世等情况。）

> 请联系本照护站，切勿惊慌失措地呼叫救护车。
> 请将护士抵达之前的这段时间，作为与家人道别的时间。

患者也可能会在家人休息或不在身边时独自离世。即使在最后时刻没能陪在患者的身边，相信患者本人对家人也是满怀感激的。

希望各位不要留有任何遗憾。

去田里看看就像做梦一样

渡边正一　85岁，男性

病　　情：胆管癌、肠梗阻、痉挛（预计生存期
　　　　　2～3周）

家庭成员：和儿子、儿媳同住

本篇，我要与大家分享的是一位不久于人世的患者，尽管他家附近没有可以提供居家医疗服务的医生，但也能顺利回家的故事。

一天，渡边先生的住院医生给我打来了电话。

"我们这里有一位名叫渡边的患者，老人是胆管癌，还伴有肠梗阻和痉挛，预计只有两到三周的时间了。现在本人很想出院，可是他家附近没有提供居家医疗服务的诊所。虽然小笠原内科诊所离渡边先生家有 15 公里远，但我们还是希望他的家属

能到您那儿咨询一下。"

过了几天，也就是5月12日，渡边的孙子来到了我们诊所。

"小笠原医生，我爷爷病情突然恶化了，他一直说要回家，想到田里去看看。您能帮我们想想办法吗？"

"没问题，他可以回家。你爷爷家离这儿有点远，如果出现什么突发情况，我会为他找附近能够提供帮助的医生。考虑到他的病情突然恶化，建议今天就办理出院吧！不然可能就来不及了。"

渡边的孙子听了我的话后，高兴地说："真的可以吗？太好了。那就拜托您啦！"

于是，渡边在当天下午就紧急出院了。

对于那些在出院后开始接受居家安宁疗护的患者，**我们要做的最重要的事，就是帮助患者解决他们的疼痛以及消除他们对疼痛的恐惧。**

渡边出院后，我们便为他打了甲强龙注射剂，并用上肠梗阻特效药"善宁"以消除他的疼痛，为了预防痉挛发作，也进行了相应的处理。在渡边家中，我们给他提供心理上的支持，与他聊着懂事的孙子和他最喜爱的农田，还为他和曾孙拍合照。也许是身心都得到了放松，渡边的状态好了很多，在医院什么都吃不下的他竟然吃起了最喜欢的鳗鱼饭。

5月15日，渡边品尝了喜爱的稻荷寿司，还愉快地跟曾孙一起吃了冰激凌，感到非常满足。居家护士为他做了足浴和脚部按摩。他高兴地说："真是舒服而享受啊！"

16日这天，渡边终于去了他心心念念的田间，居家护士随行，大家一起摘了草莓，享受着采摘的乐趣。

"简直像做梦一样啊！实在是太开心了！"

渡边这句话被记录在了"THP+"上。"THP+"是一个手机应用程序，它可以让患者家属和医护人员共享信息。通过"THP+"，医护人员不仅可以知道患者情况，家属也可以留言，它是连接家属和医护人员的重要工具。我会在第三章《即使再苦，也还是想待在家里》中，对"THP+"进行详细介绍。

十天后，当我再去渡边家为他看诊时，我对他说：

"我看了 THP+，你终于去了田里啦！真是太好啦！"

"是啊！我还摘了草莓，非常好吃。"

"我也好想吃草莓啊！咱们现在就去田里摘一些吧！"

"好啊！那大家一起去吧！"

于是，我们把渡边搬上轮椅，10 个人再次去了田里。那里有好多好多草莓。

渡边摘下草莓，作为礼物送给大家。"好大的草莓呀！""好好吃哦！"这一天，所有人都过得非常开心。

接下来，渡边每天都和可爱的孙子、曾孙们一起玩耍，度过了十天的幸福时光，并在家人的陪伴下，充满希望、心满意足、毫无牵挂地安详离世。

在 THP+ 上，记录了一段在告别仪式上渡边孙子的讲话。

这张照片是爷爷和医生们一起去田里照的。爷爷当时开心地比出了"V"字形的手势。在走之前还能去喜爱的田地、泡澡、喝啤酒，爷爷在家过得真的很幸福。

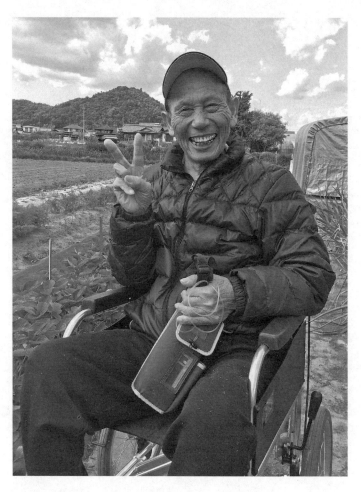

我们10个人一起去田里，渡边单手拿着PCA，满面笑容比出"V"字形手势的照片。

我不会忘记这张照片里爷爷的笑容，每当我看见这张照片就会想起爷爷。爷爷，谢谢您！

THP+ 例

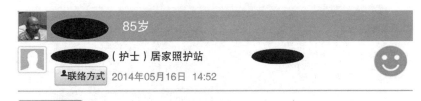

85岁

（护士）居家照护站

联络方式　2014年05月16日　14:52

患者状况

2014年05月16日 14:40

今天状态也非常好。比起刚出院时，现在都能清楚地发出声音了。
我们前往约5分钟车程的田地，采摘精心种植的草莓来吃，味道好极了。他自己也非常满足。
回家后，根据医嘱，打了点滴，注射了药物。

体温：⋯　血压：112/60　脉搏：75　SpO_2:96　食欲：⋯　睡眠：⋯　最后排便：⋯

实施内容

①120%TZ20ml 1A
　Solu-Medrol 40mg 1/2A

①Soldem3A 500ml
　Alinamin-F 1A Primperan 1A

　　上面是居家护士在 THP+ 上记录的渡边先生的情况。

一位肿瘤医生的最后选择

—♥—

上松秀雄　70 岁，男性

病　　情：肺癌、肝转移（预计生存期半年）

家庭成员：和妻子一起生活

接下来我要跟大家分享的，是上松医生的故事。当一名医生自己处于癌症末期，各位觉得他会希望得到怎样的治疗，又将做出何种选择呢？

一天，上松的妻子来到了小笠原内科诊所。

"小笠原医生，我想跟你讨论一下我先生的病情。不知能否麻烦您到家里来看诊一趟？"

于是，我便前往他们家中。当时，上松先生躺在床上。见到我后，他眉头深锁、表情严峻地对我说："小笠原医生，当年我在医院工作时，每次都会让我的癌症病人在手术后化疗，可他们却没有一个被治好过，都在接受化疗后痛苦地死去。虽然这是很久以前的事情了，但我现在想起来还是有些愧疚，尤其在自己得了癌症以后，我经常反思当时给他们的治疗是不是正确的。如果当下我自己不采用化疗反而接受安宁疗护，那些患者会原谅我吗？我这样做，感觉很对不起那些死去的病人！是不是……我也该使用化疗，与癌症痛苦地抗争到死呢？"

了解上松的想法后，我深深认为他不必去否定自己作为医生的过往，也希望此时的上松能以患者的角度，去自由地选择他想要的治疗方式。

我自己在医院工作的时期，听到的说法也是"化疗有效"，同样，我也认为癌末病人最后都会死得很痛苦。况且，在上松工作的那个年代，"缓和医疗"或"安宁疗护"这样的理念还没有出现。

因此，我对深陷苦恼的上松说："以前确是如此。医生普遍认为化疗对患者来讲是最佳的治疗方式，我那时也是这么认为的。但是，我们想想看，如果对病人使用化疗的医生在自己得了癌症时反而选择安宁疗护的话，会不会给那些正在忍受化疗之苦的患者带来勇气呢？也许你确实让以前的患者遭受了痛苦，但现在的你可以为今后的病人带来希望、拯救他们啊！"

然而，上松听完我的话，只是点点头而已。

为了开导他，我接着聊道："上松，年轻时你有什么兴趣爱好吗？"

"我喜欢钓香鱼。最喜欢去长良川上游用友钓法钓鱼。"

"你钓得到 10 条香鱼吗？"

"开玩笑！我可以钓到满满一桶呢！那可是大家都很喜欢的下酒菜。"

"是喝日本酒，还是喝啤酒啊？"

"是烧酒。我最喜欢喝烧酒。"

"这样啊！那你可以喝一点哦！死了可就喝不着啦！"

像这样的谈话继续了几次后，有一天，上松突然问我："小笠原医生，居家安宁疗护允许喝烧酒吗？是真的可以喝吗？"

"没问题的，可以喝。"

"我想喝烧酒。您要不要和我一起喝一杯？"

这一刻，上松终于放下心中的顾虑，决心不化疗，接受居家安宁疗护的服务。这时，上松的妻子开心地插话道："小笠原医生，我先生年轻时，可是基本不在家的哦！"

"是吗？那是在工作，还是在玩啊？"

上松马上说："肯定是在工作呀！"就这样，上松家里的气氛顿时变得轻松起来。

后来，只要我去上松家出诊，就一定会和他喝上一杯。

"在医院可是没办法喝酒的啊！"

"是啊！我也是因为在您家里，才能和你一起喝酒。你太太做的下酒菜味道真是太好了。"

"说得太对了。家里才是最好的啊！"

看到曾纠结于过去、苦恼万分的上松，现在作为一名患者，喝着自己喜欢的烧酒，每天畅快地生活着，作为医生的我感到非常欣慰。

上松在吗啡和心理支持的帮助下，不仅可以重品美酒，还可以去附近的闹市区逛逛，日子过得非常舒心。

一天，当我去出诊时，上松突然对我说："疼的时候，如果我立即喝下一杯烧酒的话，就感觉不到疼了。"

"啊？烧酒能够止痛吗？"我吃了一惊。

"嗯，所以我每天都会喝720毫升的烧酒。"

"能喝着你喜欢的烧酒就感觉不到疼痛，这真是太好了！"

于是，我们便停了上松的吗啡。

从上松身上，我深切地感受到，能够喝着自己最喜欢的烧酒，他的内心得到了极大的满足，这样就产生了我们平时无法想象的神奇效果。

直到去世，上松都喝着自己喜爱的烧酒，愉悦地过着每一天。我将他的故事分享给大家，是希望有更多的患者能够了解到，治疗过许多病人的医生在自己生命的最后阶段选择的是居家安宁疗护。我想，这就是上松给那些正在饱受化疗痛苦的患者们留下的希望吧！

现在的我比任何时刻都幸福

伊东智惠 70 岁，女性
病　　情：子宫平滑肌肉瘤、肠梗阻
家庭成员：和丈夫一起生活（白天独自在家）

下面这个故事，将向各位介绍我心目中居家安宁疗护最重要的四点。

1. 只有居所定下来，心才会安定下来。

一天，伊东女士和丈夫相携来到了小笠原内科诊所。

"医生，我快发展到肠梗阻了。虽然在饮食方面我已经很注意，尽量选择软烂的东西吃，但有时还会肚子痛。如果半夜疼起来的话，就会影响到我先生的休息……一直给我看病的医生没办法晚上出诊，他让我过来咨询一下您。您这里能够提供 24

小时的服务吗？"

"没问题。我们会帮你解决疼痛的问题，放心好了！"

不安与疼痛的关系似乎是成正比的，心里越是不安，疼痛越会加剧；反过来，疼痛也会加大不安的程度。所以，最重要的事就是让患者有安全感。

伊东开始接受居家安宁疗护后，我们为她提供了24小时的服务，让她非常安心，加上居家就可以进行输血并使用止痛药物，她的脸上渐渐笑容重现。然而，过了2个月，伊东还是发生了肠梗阻，她什么都吃不下，还不断呕吐。

一天深夜，居家护士打来电话。

"小笠原医生，伊东说她想要去住院，您看怎么办呢？"

我听了非常吃惊，让居家护士把电话拿给伊东。

"伊东女士，你怎么样啊？为什么想要住院呢？"

"因为出院的时候，医院的医生跟我说，一旦我发生肠梗阻，就需要去住院做人工肛门。而且，我为了不在临终前再给家人添麻烦，还曾预约过安宁疗护病房，当时，那边的医生也说要做好人工肛门再住进去。所以，我现在打算去住院做人工肛门的手术。"

"原来是这样啊！但是，你现在肚子里都是巨大的肿瘤，这个情况下是无法手术的，而且，人工肛门是做在肠子上的，如果肠子被肿瘤压迫到的话，做了人工肛门对你也很难有什么帮助。"

"是吗？难怪安宁疗护病房的医生还对我说要不要做人工肛门最好和医生好好商量一下。原来是这个意思啊！这样看的话，去住院了也没什么意义。其实，我还是希望能待在家里的，但是，我真的不想给家里人添麻烦！如果孩子希望我住院的话，那我还是会去。您能帮我了解一下我家人的想法吗？"

"没问题！明天晚上我就和你的家人谈谈。不过，在谈之前，我想给你拍一个腹部 X 光片最后确认一下。如果腹部显示有气体，有空气和食物通道的话，那我们就做人工肛门；如果没有，就说明肠子已经被肿瘤压迫，那我们就不考虑手术了。"

第二天早上，伊东来到小笠原内科诊所拍了 X 光并做了超声检查，结果确认已经没有做人工肛门的条件了。于是，我便请伊东的家人当晚来到诊所，向他们说明情况。

"小笠原医生，我们也明白您的意思，但是我们还是觉得最好是去住院……"

面对伊东的家人，作为医生，我认为这将是左右伊东人生走向的重要时刻。于是，我用了两个小时的时间来与他们沟通。"如果住院的话，在医院那种环境下，你妈妈很难有愉悦的心情，但现在，她很快乐！居家即使吃不下饭，但是有家人陪伴，就已经是一种幸福了。只要使用吗啡持续皮下注射，并用上肠梗阻的特效药善宁，她就不会有疼痛的困扰，这个你们完全不用担心。"

听了我的话，当初表情严峻的伊东家人终于放松下来。最后，所有人都同意"不让母亲住院"。看到他们接受了建议，我十分释怀。

第二天，当我轻松地前往伊东家出诊时，看到她脸上绽露着前所未有的笑容。

为什么伊东会出现如此大的转变呢？

我是这样认为的：伊东出院后，可以在自己的家里按心意生活，但她心里却一直记得医生的话——"得了肠梗阻，就要去住院做人工肛门。""做完人工肛门才能住进安宁疗护病房。"同时，她还不愿意拖累家人，于是就有了"如果家人希望我住院，我就去住院"的想法。一方面是居家生活带来的幸福感，另一方面却担忧某刻会失去这一切，于是心中总有不安。也就是说，她的心无法真正安定下来。

然而，在家人同意她不去住院而是一直居家后，她的心便安定了下来，充满了幸福感。这样，笑容就又回到了伊东的脸上。

"只有居所定下来，心才会安定下来"，正是指这样的情形。希望大家一定记住这句话！

2. 太谢谢啦！ PCA 是我的救命法宝

能够待在家里，伊东感到非常开心。不过，她也曾表示："如果在家不能解决疼痛问题的话，就去住院。"为了帮助伊东消除疼痛以及她对疼痛的不安，我们使用了一种叫作"PCA"的"魔法盒子"。

PCA 是一种饭盒般大小的医疗装置，可以**为患者 24 小时持续给药**。疼痛时，按下上面的按钮，便会注入一次用量的吗啡，这样疼痛就会消失，**一次用量，可持续止痛四个小时**。

PCA 最棒的地方在于，当疼痛发作时，患者可以根据自己的意愿来按下按钮，而且没有次数的限制。如果规定了每天止痛药物使用上限的话，患者就会担心"如果现在用掉，疼痛再发作时，可能就不够用了"，从而拼命去忍受，如此一来，就无法很好地解决疼痛问题，也会陷入恶性循环之中。但是，使用PCA就不会有这样的顾虑，患者无需忍耐疼痛，拥有了足够多的安全感，也就不会感觉那么疼了，这样就会进入一种良性循环。

而且，PCA的设计也非常巧妙。当患者按过按钮后，15分钟之内，无论再怎么按，机器都不会再次给药。即使按的次数再多，也只会让患者出现睡意，睡上几个小时而已，绝不会导致死亡。

伊东总是说："太谢谢啦！PCA就是我的救命法宝。有了这个止痛盒子，我就可以在家中生活到最后了。"

3. 现在的我比任何时刻都幸福

在去世前的一周，伊东将她写的一首诗念给我们听。

厨房里菜肴的香味治愈着我的心

那是柴鱼的香气

家人团聚的场景，包裹我的生命

现在的我，最是幸福

好比在天堂，好比在极乐净土

如果医生对我说"你，可以走了"

我，将就此别过

如果医生说"你可以继续活着"

那么，我也会充满希望地去活

无论活着，还是死去，我都感觉这就是最好的

无限的，是感谢

伊东一边握着我的手，一边念着诗，她的手很温暖。

患者得了肠梗阻后，由于肠管堵塞，无法进食。所以，大家会认为在肠梗阻患者面前，应当尽量回避与食物相关的话题。但是，伊东却对我们说："虽然无法吃东西，但食物的香味却让我真切地感受到与家人同处在一个空间里，那些食物的香气让我由衷感到幸福。"

伊东在家中一直愉快地生活到了最后，在家人的陪伴下，平静且安详地离开了这个世界。

4. 安心、随心、开朗，且平静

伊东去世后，THP在她家属的面前朗读了前面的那首诗。伊东的大儿子对我说："我现在明白了小笠原内科诊所的理念，'人终有一死。居家安宁疗护让患者不仅可以安心、随心、开朗地生活到最后，还可以平静地离世'。我母亲生前总说她'好像是在极乐世界'，她是不是也像菩萨一样开悟了，得到了清净？"

我回答道："是啊！当一个人开悟后，感觉自己就像是在极乐净土，待在一个满是鸟语花香的地方，不会撒谎，不会嫉妒，心中也没有烦恼，内心清明！你的母亲可能也跟观音菩萨一样，获得了清净！"

听了我的话，伊东的大儿子微笑地道了一声谢谢。

可以待在自己想待的地方，内心便会安定，出现仿佛是在极乐净土般的心境。这正是"**只有居所定下来，心才会安定下来**"。当这样的愿望得以实现，我们的生命就会像菩萨一样，获得清净，从而感到现在的自己比任何时刻都幸福，并且以平静的心情度日，直到死去。

充满希望、心满意足、毫无牵挂的死亡方式，就存在于我们的生活之中。

伊东所展现出的对待生和死的姿态让我们领悟：**居家安宁疗护可以帮助患者实现"安心、随心、开朗地生活，并最终平静地离世"，当患者以这样的方式辞世时，他的家人也会同样心安地送别亲人。**

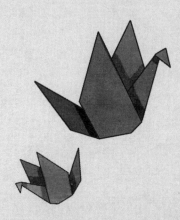

第二章 ——

回到家中，
他们活出了远超医生
预期的生命奇迹

倘若出院的话，就只能再活 5 天?

───────── ⟨♥⟩ ─────────

大野祐子　72 岁，女性

病　　情：子宫肿瘤、双肺积液、腹水（预计生存期 1
　　　　　个月）

家庭成员：与儿子（有视力障碍）同住

────────────────────────────

　　大野女士住院期间，曾被医生这样告知：如果离开医院，
大抵只能再活 5 天。但是，大野出院至今已经过了 5 个年头，
现在的她依然活得好好的。这究竟是为什么呢?

　　2012 年 1 月，大野的妹妹、妹夫一起来诊所咨询。

　　"小笠原医生，我姐姐正在住院，医生跟她说，如果待在医
院，还能活上 1 个月，如果出院，那就只能再活 5 天了。可就
算这样，姐姐还是想要回家，因为她有一个患视力障碍的儿子

还等在家里。现在，医生每天都要用两台自动吸引器给她抽取胸腔积液，左右两个胸腔每次都能各抽出 600 毫升的液体！不知道在这种情况下，我姐姐还能出院吗？小笠原医生，我们怎么办才好呢？"

"嗯，非常理解！一想到有视障的儿子还在家中等着自己，你姐姐心里一定非常牵挂。这种状态下，继续待在医院，只会增加额外的心理负担，我倒觉得她可以出院。你们不妨再和主治医生探讨一下。"

过了一阵，大野的妹妹再次来到诊所。

"小笠原医生，我把您的话转达给了姐姐的住院医生后，他们表示愿意协助我们出院，但到现在，院方许可还没有下来。您能帮忙想想办法吗？"

患者本人已经提出出院申请，院方为什么迟迟没有批准患者出院呢？

对于那些"随时可能离世的患者"，医院是很难让他们出院的。因为医院肩负着"挽救患者生命"的义务和使命。如果医生判断患者待在医院可以活得更久一点的话，肯定会替患者再三权衡出院的时机与利弊。

为了大野能够顺利出院，当天傍晚，小笠原内科诊所的 7 名工作人员（3 名医生、THP——居家照护整体规划师、2 名居家护士、照护支援专员）一同前往大野所住的医院找主治医生商量。

"医生，大野女士无论如何都想回家。即便出院后，只能再活 5 天就死，她也想回到有儿子在的家中，那是她最后的夙愿。

所以，请批准她出院吧！"

刚开始，无论我们怎么说，医院主治医生的回应都如出一辙："像她这种情况实在是不能回家的。"但是，我们没有放弃："如果病人回家后觉得医院更好，我们会立刻送她回来。"在这样的承诺下，大野终于得到院方获准，并在第二天一早回到了家中。

要命的是，大野的胸腔不断产生大量积液。如果堆积过量，就会挤压到肺部，引起呼吸困难。

这让大野非常痛苦，根本无法进食。住院期间，医生每天都会给她输上 2000 毫升的高热量补液以保证营养，这导致大野的脸、手脚和腹背都出现了严重的浮肿，即便吸着氧气，仍旧觉得痛苦，甚至无法自己走路。一直这样下去，大野女士可能真的就只能再活 5 天了。

我对大野说："咱们**减少一些补液用量**，这样，你一定会舒服很多。"于是，我们便将 2000 毫升高热量点滴换成了 400 毫升的低热量点滴。

可能各位会有疑问："患者都无法进食了还减少热量的摄入，对吗？"

我想说的是，当然可以，而且，是非减不可。

这是因为，医院的治疗方案通常是以"让患者恢复健康，并尽量多活几年"为目标，所以，尽管大野在一个月内就会离世，但医生仍**按常规**给了她**健康人所需**的热量和水分。

另外，大野在住院时，每天会被抽出 1200 毫升的积液，这让她很担心自己会因为"缺水"而死掉，所以每天都会拼命喝进 1000 毫升的水，反而导致摄入水分过多。

在接受居家安宁疗护后，我们将大野摄入的水分减少至原来的五分之一，热量减至十分之一。这样一来她的肚子就变空了，开始可以自己吃饭，而且，全身的浮肿也随之消退，呼吸变得顺畅，这一切让她非常开心，脸上展露出久违的笑容。

最重要的是，大野又能和儿子待在一起了，这让她无比踏实，心情也变得开朗起来。出院仅仅 5 天后，她整个人竟然就恢复了精神。

一个月后，大野可以去院子里晒晒太阳了。两个月后，她居然能到地里干活了！这实在是令人惊讶！

出院四年零十个月后，大野参加了 2016 年小笠原内科诊所的圣诞派对。当时，她整个人看上去精神焕发，那天我顺便为她检测了一下肿瘤标记物 CA125，发现数值从她刚刚开始接受

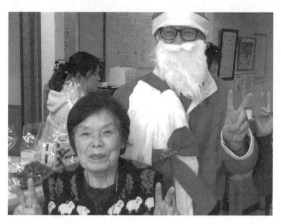

2016 年参加圣诞派对时的大野双手比"V"，并与扮成圣诞老人的作者合影留念。

居家安宁疗护时的"2040"已经不可思议地降到了"9"——完全在正常范围内了！

"如果去了那个世界，我就不可能像现在这样跟大家一起说笑了。只要能活在当下，就是一件让我非常开心的事啦！"

大野一边满足地说着，一边拿出自己亲手做的柿饼分享给大家品尝。

大野女士，今年的七夕会还有圣诞派对，就让我们不断地一起开心相聚吧！

"死期将至"与又活了十年

平井勇介　88岁，男性

病　　情：恶性淋巴瘤、左大腿骨病理性骨折（预计生
　　　　　存期半年）

家庭成员：和妻子、儿子同住

"想想就像是在做梦一样！"

每次去平井先生家出诊，他都会跟我这样念叨。

10年前，因为腰痛不止，平井去医院做了检查，诊断结果
竟然是恶性淋巴瘤造成的病理性骨折！于是，平井住进了医院。
在持续接受一段时间的化疗后，病情有所好转。主治医生这时对
他说："平井先生，化疗已经给您用到了极限，治疗上无法更进
一步了，您的情况也很稳定，现在可以出院啦。"在平井接受建
议准备出院的当天，护士长对他说："平井先生，半年后您可能

会出现高烧的情况，但是您不用担心，那时候就来住院好了！"

这是多么温暖体贴的话啊！可在平井听来却是："如果下次出现高烧，就是死期将至了。那时就放心来住院吧！"

平井知道像恶性淋巴瘤这样的癌症一旦恶化就会出现发烧的症状，因此，护士长的这番话让他的内心大受打击，认为"如果出现高烧，自己就是死期将至了"。每当提及这个话题，平井就会忍不住地在我面前掉泪："当时那位护士长的提醒，有如在我的胸口猛戳了一刀。不管什么时候，只要一想起来，我就想哭。"

平井怀着深深的忧虑出了院，回到家中开始接受小笠原内科诊所的"居家安宁疗护"。

开始时，他每天摇着轮椅，能做些自己喜欢的事情，日子过得还算平静，然而，大约5个月后的一天，他突然烧到了近40摄氏度，这时，护士长那句善意的提醒再次灌满平井的脑海。

"我终于要死了。"

平井夫妇惊慌难过，赶紧把住在临县的女儿叫回来，并去电小笠原居家照护站告知了情况。

当我出诊赶到他们家时，看到平井呼吸凌乱、脸颊通红、表情相当痛苦地躺在那里，陪在一旁的妻女也泪眼汪汪，手足无措。平井见到我后，艰难地开口说道："我……终于……还是发烧了，明明……才……五个月啊！我……肯定不行了……我就要死了。"

我握住平井的手，缓慢地回应他说："是啊，平井先生，你确实是在发烧，但，这不要紧的。发烧，证明你还活着啊，应该高兴才对！人死了才不会发烧！所以，你不用紧张，也别害怕，咱们先来吃些退烧药，把烧退掉。等到不烧了，你是可以喝上一杯最喜欢的啤酒的哦。要是住院了，可就喝不到啤酒啦！不过，如果你想去住院，咱们随时都可以去。但是现在，先把药吃了，退掉烧再说。"

听着我的话，平井渐渐地恢复了平静，说道："是啊！如果住了院，我就喝不到啤酒了。那我先把药吃了，让烧退了再说吧！"

"平井，你要好好睡觉，让身心温暖起来，乐观开朗气血也会和畅，这样，免疫力就提高了，说不定你会长寿哦！"

我一边说着，一边继续为他提供居家安宁疗护的服务。

平井的高烧一直反反复复。每当他发烧时，我就让他把退烧药吃上。渐渐地，他的高烧频率从三天出现一次，降成一周一次、一个月一次，最后，变成半年才出现一次了。

每次退烧后，平井就会来上一杯最喜欢的啤酒，还会去日间照料中心打喜欢的麻将。日子过得愉悦，免疫力自然也有所提升。

一天，我照惯例出诊，平井对我说："在家可以做自己喜欢的事情，真是非常幸福啊，想一想每天都像在做梦一样！"

那个曾经一想到护士长的话就泪流不止的平井，出院至今已经十年了，因为持续接受居家安宁疗护服务，他得以每天笑口常开、愉快地生活着。

平井的故事让我们看到：**居家安宁疗护可以帮助到患者，并创造出在住院时不敢奢望的"生命奇迹"，甚至，拥有"起死回生"的能量。**

我只想死在家中，死在有猴子的山里

—~♥~—

木下洋子　78 岁，女性
病　　情：甲状腺癌、骨转移（预计生存期半年）
家庭成员：与女儿同住（白天独自在家）

"末期"这个词，通常用于预计生存期在半年以内的患者
身上。

木下女士在被医生诊断为癌症末期时，几近卧床不起，且
备受疼痛的折磨。然而，两年之后的今天，木下却仍然精精神
神地活在这个世界上，这到底是为什么呢？

一天，木下的女儿给我打来了电话。

"小笠原医生，我妈妈得了甲状腺癌，已经转移到骨头，大
部分时间都在卧床，病情发展得很快，疼痛也非常剧烈。我们
家在山上住，附近没有能够提供安宁疗护的大夫，但我妈妈

说什么都不想去住院，只希望能死在山里。您能帮忙想想办法吗？"

听完她的话，我毫不犹豫地答道："没有问题，可以让妈妈的意愿达成，放心好了！今天你就先告诉妈妈，她能实现在山里离世的这个愿望。"

几天后，木下的女儿来到诊所。

"小笠原医生，我把您的话讲给妈妈后，她高兴得不得了，之后变得精神许多，这实在太不可思议了！照这个样子，或许哪天她就能和我一起来诊所了，我妈妈也很想见您一面！等她再好转一点，我争取带她过来。"

什么治疗都没做，仅凭一个电话，患者就能恢复精神——也许很多人都不相信，但是，这种不可思议的事的确发生了。由于这是本故事的核心点，请容许我再稍微补充一下。

正如开头所讲，木下女士希望一直留在家中度过生命的最后时光，可是，没有医生的帮助，癌症末期病人一般是无法实现居家休养直至最后一刻的。由于家附近没有能提供 24 小时服务的诊所，木下知道继续留在山中是种奢求，这让她感到无望。一旦希望破灭，人的免疫力就会下降，日常生活能力也跟着降低，陷入一种恶性循环。

但是，女儿的电话让木下得知自己可以如愿，重燃了希望之光，那光芒是如此耀眼，如此充满能量。我想，这就是木下精神得以重振的源泉。

没有进行任何医学治疗，只是告诉她"如果希望留在家中直到最后，我们会提供帮助"，这句话堪比神药，因为它解决了木下心中最大的困扰。

注射药物、手术等医学手段，对于疾病治疗的确很有效，然而，**当我们的对手是眼睛看不到的深层生命需求时，也切不可忽视对患者灵性的关怀。灵性关怀和医学治疗对疾病的干预同样有用。**往往，那些接受了这种干预的患者会变得开朗、乐观，且无需花费任何金钱。

言归正传，在木下女儿来电两个月后，木下忍着疼痛第一次来到小笠原内科诊所。

她一见到我，就问："小笠原医生，我真的能在山里待到死去吗？"

"可以做到啊，我们会给你提供帮助。我有认识的医生，刚好在你家附近，我会拜托他来出诊，也会在其间提供持续的协助。你说的在山里死去，意思就是一直在山里活到最后吧！木下女士，你那么喜欢大山，就尽情地呼吸山里的空气，好好活到最后吧！"

听了我的话，木下非常高兴。

"木下女士，你好不容易远道过来一趟，今天就打一针唑来膦酸吧！这个药可以帮助你缓解疼痛，一个月打一次就够了。"

木下打完针，便于当天回到了 50 公里外的山上。一个月后，她再次来到了诊所。

"小笠原医生，多亏了您，我的疼痛缓解了好多。您可以再给我打一次吗？"

知道自己可以在家中离世、在山里死去之后，木下变得安心满满，再加上每月注射一次止痛针，她变得越来越有精神。

后来，为了见那位在紧急时刻能够上门出诊的合作医生，我第一次到木下家拜访。

"山里的空气真清新啊！在这么多的负氧离子中生活，人不变得精神都难！"

当我靠近窗户，被一只正往屋里窥探的野生猴子吓了一跳，正想拿些点心喂它时，却被木下呵斥住："医生，不能喂！那样，猴子会住下来不走的。"

半年后，在岐阜电台广播节目《小笠原医生健康生活轻松谈》的录制中，木下与大家分享了她的故事和内心的喜悦。

一度卧床不起的木下女士，曾因"想死在山里"而第一次来到诊所，一晃时间已过两年半了，现在，她已经不需要再来注射唑来膦酸了，只需口服些药物即可，每天都精神焕发地在山中过着自己想要的生活……

医院和家，哪里才是真正的孤独之所？

安藤智美　87 岁，女性

病　　情：大肠癌（预计生存期 1-2 个月）

家庭成员：与儿子同住（白天独自在家）

　　自从安藤女士被医生告知只能再活"1-2 个月"后，她就一直说"想要回家"。然而，已经出嫁的三个女儿意见产生分歧，这使安藤无法如愿出院。

　　又过了一个月，安藤已然失去精神，只剩形骸。看到挣扎在死亡边缘、气息奄奄的妈妈仍然哀求"想要回家"，安藤的女儿们终于体会到"回家"是妈妈最后的心愿，于是，为她办理了出院手续。

　　出院时，安藤已卧床不起，但仅仅三个月后，她竟然精神到可以去咖啡馆了。

一个病入膏肓的人，为什么可以出现如此大的转变？对此，我也很好奇。

有一天，当我去安藤家出诊时，我问她："安藤女士，你为什么变得这么有精神了呢？"

"小笠原医生，能够回家，我实在太开心了！在医院时，虽然医护人员常来看我，但并没什么情感交流，每天身边人来人往，我却仍然感到孤独，觉得是在独自等死。可是回家后，女儿、护士，还有护理员，每天总有一个人来看我，待上一小时，一起聊天的时光实在让人愉快！以至于每晚睡觉前我都会想：明天会是谁来呢？早上起床时，也会想：今天谁会来呢？光是想想这个，我就已经十分高兴，心里特别温暖了……就这样，在不知不觉中，我就可以去咖啡馆啦！"

只剩下一个月生命的安藤，看起来非常享受我们提供的居家安宁疗护服务。

医院里有众多的医护人员，本来可以成为一个能让患者安心的地方，但是，工作的过度繁忙，让医护人员没有太多时间能来陪伴患者。因此，尽管人多，患者依然感到孤独，免疫力自然也会下降。

反之，居家安宁疗护可以让患者待在喜欢的住所，消减疼痛和痛苦，并提供心理上的支持。如果执行到位，患者的生活质量自然就会得到提升，并转化成一股积极的能量，使患者最终拥有开朗乐观的生活态度。

虽然安藤已经可以独自去咖啡馆，但这并不意味着她的癌症被治好了。出院一年后，她开始出现疼痛——癌细胞转移到了骨头和膀胱。

如果询问癌症患者："生病以后最痛苦的事是什么？""疼痛"无疑排在最前列。为让患者能心情平顺地休养，止痛可谓至关重要。吗啡，不仅能消除疼痛和痛苦，倘若剂量控制得当，还能延长寿命。

我给安藤开了口服吗啡，没想到恰恰这里出现了问题。

药效一上来，安藤就会忘记自己是个癌症患者，有种痊愈了的错觉，这导致她有时会漏服药物，疼痛自然会再度席卷而来。"服用吗啡→疼痛消除→陷入疾病痊愈的错觉→忘记服用吗啡→疼痛袭来"——这就是简单而直接的因果。

因为不疼，安藤在睡前经常忘记服药，每次深夜疼痛复现时，她就会被折磨得叫唤不止："疼，疼啊……好疼。"但是，安藤的儿子并不知道妈妈这样是因为漏服了吗啡，于是就劝她："妈妈，您这么疼的话，咱们就去住院吧！"

安藤儿子的反应，或许正呈现出大多数日本人在面对末期疾病时的态度和生命观。住进医院一个月后，安藤便走了。每当我想起她或许会因为"倍感孤独"而离世时，心中就充满遗憾。

安藤女士的故事提示我们：**末期患者住院，可能会在孤苦中离世**。被医生宣布只能再活一两个月的她，只因回到家中，便开心地多活了一年零八个月，这说明，**仅仅是待在本人希望的居所，患者心中也会拥有最温暖的满足**。

上野千鹤子的实话

——小笠原医生，您是在吹牛吧！

---W❤W---

近藤太三　66 岁，男性

病　　情：肺癌、脑转移、间质性肺炎（预计生存期
　　　　　数日）

家庭成员：和妻子（腰扭伤）一起生活

　　下文，要跟大家分享一个我被认为"夸大其词"的故事。因《一个人老后》等著作而闻名的社会学家上野千鹤子女士，在当时就对此持有相同的观点！

　　2009 年 1 月 21 日晚，近藤先生的太太来诊所咨询。

　　"小笠原医生，我的先生快不行了，可他特别想回家。不巧我的腰扭伤了，实在照顾不动啊，他的体重有 80 公斤呢。医院的护士建议我来跟您咨询一下，看看这种情况，我的先生还能

回家吗？"

"完全可以。就连独自生活的患者都能在家中待到最后，何况他还有您在呢！而您要做的事情也很简单，就是早起时说声早上好，晚睡前道声晚安，有什么事儿的话，就给护理师打电话，您做好这 3 件事就可以，其余的就由我们来好了。所以，您先生可以一直待在家里。"

听完我的解答，近藤太太非常吃惊。

"是真的吗？这么好啊。那我回去就给他办理出院。"

于是，两天以后，近藤就出院了。

当我第一次去他家登门看诊时，近藤太太兴奋不已地告诉我："小笠原医生，我先生一回到家，眼睛立刻就有了神采。"

近藤瞅着开心的太太，腼腆含笑，屋里溢满喜悦之感。

"太好了！既然大家这么开心，我们不如拍张照吧！"我提议道。

就这样，我以及当时在场的 THP，还有照护支援专员，一起与近藤夫妇合影留念。

这里，我想稍微说明一下什么是 THP。**"THP"** 是 "Total Health Planner" 的首字母缩写。在本书中，我们将它译为**"居家照护整体规划师"**。

居家安宁疗护的一线工作涉及医疗、照护等多个学科，THP 如同一个指挥塔，负责协调大家的工作。只有各学科人员有效协作，才能使居家安宁疗护顺利实施，故而 THP 的职能举足轻重。

言归正传。近藤在接受居家安宁疗护约一个半月后，他的血压开始下降，低到了 60 毫米汞柱以下。一般情况下，患者血压低于 60 毫米汞柱，就会无法排尿。一旦排不出尿，就意味着少则 3 天、多则 1 周人就会去世。

差不多该做些心理准备了。

居家护士这时将"临别手册"（参见第一章）交给近藤太太，并向她说明了临别时的注意事项。

几天后，文首提到的上野千鹤子女士来小笠原内科诊所参访，于是，我便邀请她随行，一起去近藤家出诊。当时，近藤的血压已经降到 40 毫米汞柱。

我对近藤太太说："您先生的血压已经降到 40 了，他可能今天就会走。下午医院有位患者需要做'出院指导'，我必须得先去一下。您先生走的时候，请及时叫我。"

近藤太太答道："小笠原医生，您可以不用来，尽管去忙那位患者的事就好！"

在旁一直保持缄默的上野女士突然用右拳击打着左掌："我亲耳听到了，竟然亲耳听到了！"

"上野女士，您怎么啦？"我吃惊地问。

上野兴奋地说："因为我此前根本不相信有人会在自己心爱的伴侣走时，说出'医生您可以不用来，尽管去忙其他患者'这样的话。"

"可是在上午的会上，我都已经说过啦……您，没有听到吗？"

"有啊！但当时我觉得您那是在夸大其词。"

上野的话完全出乎我的意料，于是我再度跟她做了讲解。

"等等，上野女士，情况是这样的：如果患者即将离世，我一般都会对他说**'但凡需要，我随时都会赶来'**，但如果他的家人表示'医生，您可以不用来了'的时候，我一般都会尊重，并在第二天出门诊前去看望一下。当然，如果患者感觉难受，我定会马上出诊。只是，在**人走得很平静**的情况下，现场的确是**不需要医生**的。"

听完我的说明，上野女士说："当我听到重要的亲人临终，而他的家人却说'医生，您可以不用来，先去忙其他患者'的时候，我觉得这是不能采信的。这并非不信任您，而是作为社会学家，不仅要听取强势或权力方所说的话，同时也要倾听弱者和当事人的话，只有双方的表达一致时，才可以确信。所以，只听完您的话，我不能照单全收；但刚才，在现场亲耳听到家属的表述后，我对此就不再有任何质疑了。"

我暗想：原来社会学家是这样思考问题的啊。这时，上野女士还给我提了个醒："但是，小笠原医生，像您讲的这些超出常人认知的事情，让人相信真的很难。如果不坐下来认认真真地聊上 30 分钟，您这话肯定会被认为是在吹牛或者夸大其词的！"

嗯，也许确实会是这样。

居家照顾患者的家属当中，绝大多数人会认为在患者出现紧急情况或离世之际，叫医生来家里是理所当然的事，可这并非唯一的选择。正如在"迎接离别之日的来临"（参见第一章）中所介绍的，如果家属事先了解了临终的过程，患者离世时安稳平静，那最后的段落则是家人间进行道别的珍贵时间。即便患者有难受的感觉，家属也不要急于把救护车叫来，而是首先要通知居家护士。

被医生预言只剩几天时间的近藤，每日在太太的"早安""晚安"声中，愉快地度过了大约两个月的时间。在某一个晚上，平静地与人世挥手作别。

本篇外传

面含微笑的居家护士动作轻缓，就像近藤仍然在世一样，边温柔告知，边为他进行着遗体护理（为遗体进行清洁或化妆等处理），这与大家印象中充满悲痛、默默地进行死后处理截然不同。此情此景，让守候在旁的近藤太太禁不住微笑着说："近藤君，我最亲爱的，这一切真的是太好了。"

遗体护理，是为患者提供的最后一次照护。居家护士能面带微笑、从容有序地为刚刚离世的患者做护理，证明逝者生前的时光与死亡的方式足以让**遗属无憾**地与他**作别**。

在这个故事中，近藤之所以能在家中平静地度过最后那段时光，有一个人起到了关键的作用，她就是医院出院协调室的护士。如果那时这个护士说："患者只剩下几天时间，随时可能离世，他的太太又无法照护他，是不能出院的。"那么，近藤根本无从达成心愿。正因为护士了解小笠原内科诊所的居家安宁疗护服务，认为即便家人无法照料也不成问题，所以她才信心满满地推荐近藤接受这一服务！这种具有高级能力的护士，我称她们为：**出院协调室的 THP**。

事实上，在医院工作的护士，很多都不了解居家安宁疗护的实际内容。相比医生，患者和家属更习惯于跟护士交流，我认为，**让更多的护士了解居家安宁疗护，增加出院协调室的"THP 能力"，是帮助"想回家"的患者实现心愿的第一步。**

从"动也不能动"到"由衷地感到幸福"

北村正男　59 岁，男性

病　　情：大肠癌、颈椎和骨盆内转移、做有两个人工
　　　　　肛门（预计生存期 3 个月）

家庭成员：和妻子、孩子同住

---

10 年前，我便开始在岐阜县电台做一档广播节目，名字叫
《小笠原医生健康生活轻松谈》。

本篇中要跟大家分享的，是 2008 年我的一位特约嘉宾北村
先生在节目中所讲的话。

住院那段日子，我什么都做不了，每天只是直愣愣地
盯着天花板。

可如今，只要一疼起来，马上就可以自行用药止痛，

这和住院那会儿比简直是天壤之别。因为医院对强效止痛药的每天固定用量有着严格规定，所以每次拿药都很麻烦，更别说一天用上几次了。药拿不到，疼痛就会一直持续，我就只能躺在那里一动不动地挨时间。

住院期间，像换衣服、大小便这些事儿我都得请护士协助，也吃不了任何东西，在这种状态下，就连我自己也认为活不了多久了。

当病情发展到晚期，医生过来跟我沟通，说："北村先生，目前从治疗上讲已经到了极限，该做的处理咱们都做了，可以适时考虑一下出院了……怎么办呢？你的肠道一共做过3次手术，已经太短，所以吃下什么都无法吸收，营养只能靠一直打点滴来维持了。想要活得长久，必须是点滴的营养跟饮食的营养双管齐下才行；另外，还必须控制好各种各样的疼痛。"

医生的话中话，让我明白了自己的下一步就是转到那种有终末期护理能力的医院，并在病房里等待死去，那个曾经见证我一生成长的家再也没有机会回去了。

而我，确实一度去了安宁疗护病房。

但若说要死，我还是最想死在自己家里，我想和家人一起迎接最后的终点。尽管我知道希望渺茫，但就是止不住这个念头。

由于小笠原内科诊所离我家很近，我就让太太前去深入咨询，结果她把诊所介绍也带了回来。之后，太太又跟我的主治医生商量："能不能想想办法，让我丈夫可以回家，直到去世呢？"在她的努力下，我竟然如愿以偿。

回到家后，我便开始接受小笠原内科诊所的居家安宁疗护。小笠原医生对我说："北村先生，你可以尝试着活动活动，如果感到疼，就告诉我，我会帮你把这个问题解决掉。"

我将信将疑地动起来——住院时那种完全不敢动的记忆太深了，撕心裂肺的疼让我根本不想吃任何东西，可是回家后，我每天能吃3顿饭！家里的饭菜那么香，我食欲大增。

我一生都住在这个房子里，已经将近60年，无论是酱油，还是那味噌，全都是家的味道。就这样，我渐渐地恢复了元气，像完全换了个人似的，大家看到我都会被吓到。是啊，要知道，住院时我都病入膏肓了！

因为又可以吃东西了，我的免疫力得到提升，健康状况好转了很多。本来，我以为自己只有几个月的活头了，但从11月份回家到现在已经进入5月了，我还是充满精气神儿地活在这个世上。虽然此刻我是流着眼泪在跟大家分享，但我却非常开心，真的非常开心！

刚出院时，我还会被疼痛困扰，经常疼，也容易发烧，连小便都是咖色的，但现在我既不发烧，也没有任何恶心的情况，疼痛随时可以控制得很好，完全无需担忧，没有什么比这更幸福了！

不过，我也能感觉到自己的体力在慢慢下降，但是，因为不再有疼痛的恐惧，所以可以平静坦然地迎接死亡。

现在，每一天我都感觉很幸福。早上孩子们和太太都会对我说"我要去工作啦"，回来时也都会说"我回来啦"。每天能与家人的脚步声和说话声相伴，每天能看到最亲爱的太太，真的感觉我就是那个最幸福的人，真的幸福到了极点。

就我的身体而言，死亡只是早晚的事。想到每天只能眼瞪医院天花板的那段时间，我觉得自己已经死过一次了，相比之下，现在每天能与家人同住，吃着可口美味的饭菜，看着孩子们和太太，哪还有比这更幸福的事呢?！即使居家，也有护理师帮我及时解决疼痛问题，还会为我提供许多其他的帮助，这让我感到很安心，可以完全放松地在家疗养。假如用一句话来描述现状，那就是：我真的很幸福!

看完北村先生这番话，不知你有何感想?

因为北村的癌痛异常强烈，所以我们将麻醉止痛药剂量调整为住院时的 3 倍，这才消除了他的痛感。离世前的阶段，他的疼痛又有所加剧，于是我们再次加大了剂量，如果换算成口服吗啡，相当于每天用掉 3000 毫克左右。

通常情况下，癌痛病人用上 **30 毫克**左右的吗啡就会有效，若是剧烈疼痛，会用到 300 毫克，**最顽固的疼痛则因人而异**，有时会用到 3000 毫克。

关于医用麻醉止痛药，人们往往认为它在使用上有一定风险，并对其抱有一些偏见，所以医生和患者在选用时态度通常会比较消极。对此，在医用教科书《最新治疗指南2012》中，我根据自身经验撰写了相关要点。

吗啡是一种非常不可思议的药物，可以通过剂量的递增缓解不同强度的疼痛。医生应当熟练掌握吗啡的使用技巧，同时也让患者了解它的效用，我认为这非常重要。请大家着重记住以下几点：

1. 疼痛是可以用药物消除的；

2. 药物研制成功时就已确保其在使用上具有安全性；

3. 麻醉止痛药用于治疗疼痛时并不会使人成瘾，请大家放心使用；

4. 如果突然感到疼痛，请立即按压身边的手动止痛按钮，无需忍耐；

5. 便秘或恶心等副作用是可以预防的。

内啡肽素有"脑内吗啡""快乐激素"之名，当我们感到开心或幸福时，大脑就会分泌这种使人愉悦的物质。吗啡与"内啡肽"的分子结构十分相似，这意味着，一旦使用了吗啡，便等同于人体分泌了内啡肽，会产生相似的感受——不仅可以消除疼痛、难过以及呼吸困难，还可让病人变得开朗。

肿瘤也可以很可爱

——我这 15 年

秋山雪江　80 岁，女性

病　　情：乳腺癌、多发性骨转移（预计生存期
　　　　　1~2 周）

家庭成员：和丈夫同住

接下来要分享给大家的，是与癌症共存长达 15 年之久的秋山女士的故事。

65 岁那年，秋山被确诊为乳腺癌，之后的 15 年，她一直拒绝任何治疗，理由是讨厌手术，以及化疗引起的脱发等严重的副作用，她希望在日常操持与爱好中继续实现自我价值。她相信，如果与癌症和平共处，再活个 10 年完全有可能。

在之后的 10 年里，秋山一直瞒着所有亲朋，包括她的丈夫，当肿瘤变大、渐渐开始显露时，她便用白布将其缠压，照

常过着丰盈的日子。

秋山80岁后的一天，她的丈夫来到诊所，拜托我紧急出诊。我去了他家，看到秋山满脸痛苦："小笠原医生，我太疼了，疼得不敢动弹，也无法睡觉。你快救救我吧！"

我马上给她吸上氧气，并打了甲强龙注射剂、利尿剂呋塞米还有吗啡，居家护士还帮秋山做了足部按摩。过了一阵儿，秋山终于平静下来，我们便为她检查血液白蛋白水平——白蛋白数值是用来判断一个人剩余寿命有多少的重要参考指标。

检查结果出来以后，我解释给秋山的丈夫："白蛋白正常值应该在4~5g/dl左右，如果低于2g/dl，人就快要离世了。检查结果显示，您太太的白蛋白只有1.8g/dl。"

听了我的话，秋山丈夫喃喃地说："是这样啊，看来老太婆马上就要离开我先走了。"然而，当秋山接受居家安宁疗护几天后，我再去出诊时，她却满面春风地对我说："小笠原医生，多亏用了吗啡，我已经不觉得痛啦，暂且能够安心了，呼吸也能放松下来，晚上可以睡得很香。还有，居家护士和药剂师给我开的药，让我不再介意肿瘤那讨厌的臭味，我真的开心极了。您看，我的肿瘤还掉下来了一块，是不是变得清爽了许多？"秋山一边说着一边让我看她的肿瘤。

乳癌晚期凸出于破溃皮肤的肿块有时会自行脱落，脱落时会出血且不爱结痂，止血可拿纱布按压、白布裹起，并及时输血——这样的情形秋山反复过多次。一年零三个月后，她的患处就清爽多了。

此情此景下，秋山高兴地说："肿瘤真是很可爱啊，现在的我最是幸福开心啦！"

我惊诧地瞪大了双眼，但仍应道："是啊！秋山太太，这是你的身体在说话呢。这样真的是太好了。"

我们都笑了起来。

要充满希望、心满意足、毫无牵挂地死去——或许，抱持这种目标生活的人，余生都会活得神采奕奕吧！

不久，秋山的白蛋白数值恢复到 3.9，竟然能自己走到厕所了。

"太好了，秋山，我们把尿管拔除吧。"我跟她说。

"请别拔掉。"秋山的回答匪夷所思。

"为什么呢，秋山女士？"

秋山给出的答案让我再次吃惊："我已经是癌症晚期了，随时随地都可能离世。如果需要人帮助，我 90 岁的丈夫肯定会来帮我。但是，如果他因为帮我而受伤，那我会生不如死。我希望能和他一同待在这个家里，呼吸着相同的空气。他只要每天喜悦地陪伴在那里，就足以提高我的生活质量了，所以我不要拔除尿管。"

如果以我既往所学来判断，一个人若能自己上厕所，那拔除尿管理所当然。可秋山事件，让我再一次深切感悟到：**医护人员仅凭自己掌握的专业知识，以及工作中积累的诊疗经验去决断的一些"理所当然"的事情，有时对于患者来说，并非这么简单，甚至在很多情况下，那些"专业"建议，患者未必想接受。如果只是照本宣科地提供医护服务，或许有自以为是之嫌。**

从我第一次去秋山家紧急出诊算起，大约过了2年，秋山才平静满足地走了。走前的1个月，她还可以扶着东西慢慢走动，每天在家中开心度日。

最后，我要跟大家说一下化疗的问题。

秋山在15年间，一直放任肿瘤不管，没做过任何有针对性的治疗，最后肿瘤都长到了体表之外，肉眼可见。大多数人在癌症发现之初，就会开始治疗。肿瘤早期，用手术切除最理想不过，然而，当手术无济于事的时候，大多数医生会建议患者进行化疗。当然，如果化疗有效，患者应该接受；反之，则需要慎重考虑。

1立方厘米大小的肿瘤里，约有10亿个癌细胞，像秋山那样大的肿瘤，估计会有1兆个癌细胞在肆虐。有些看似很小的肿瘤，其实也非常凶险，虽然不能仅凭大小来判断，但肿瘤大到了秋山这种情况，即使使用化疗，恐怕结果也很难有反转。

最糟糕的是，那些肿瘤还隐藏在体内的患者，由于无法看到肿瘤，便会相信只要化疗就能够战胜它。可问题在于，这些患者并不了解实情。

如果处于癌症早期，有望打赢这场战役的话，那么跟它抗争非常必要。然而，对于无计可施的癌症末期患者，仍然进行化疗抗争到底，这样的选择到底有多大的意义呢？如果像秋山这样自己都能看得见肿瘤的话，那么许多病人可能都会选择放弃化疗吧！当然，我所说的放弃，并不是指什么干预都不再做了。

我们要与癌症共存。

剩下的时间，我们可以选择不在化疗中痛苦挣扎，而是接受居家安宁疗护，得以平静地度日。我认为，与其挑战自己无法战胜的对手，最后痛苦不堪地死去，还不如尽早转换心态，选择接受居家安宁疗护，让剩下的日子充满温暖的笑脸。

一份与众不同的奠仪回礼

铃木良男　68岁，男性

病　　情：脑出血、四肢瘫痪、插有鼻胃管、昏迷
　　　　　（预计生存期1个月）

家庭成员：和妻子同住

大家曾收到过怎样的奠仪回礼呢？本文中的这位遗属，给来宾送上了与众不同的奠仪回礼，她这样做的背后有着一段不同寻常的经历。

患者铃木先生因脑出血后遗症一直昏迷、四肢瘫痪，为了补充营养，医生经鼻给他插了胃管，并且做了气管切开，安装上了人工鼻。

做完气切，每隔2小时便要吸痰一次，也就是说1天至少要做12次相关处理。多数人会认为，这种照护无法在家中完

成，因而放弃领患者回家的打算。

然而，铃木妻子却没有这样做，因为她就是本章第 1 个故事《**倘若出院的话，就只能再活 5 天？**》一文中的主人公大野女士的妹妹，她亲眼见证过居家安宁疗护帮亲人创造出的生命奇迹。

这天，铃木太太来到小笠原内科诊所咨询。

"小笠原医生，真的谢谢您了！多亏有您帮助，我姐姐才仍然健在。不过，这次前来是为了我的丈夫，医生说他随时都可能离世。我跟医生说了我们想回家，但是被拒绝了。我该怎么办呢？"

"可以出院的，这个没有问题……"

"那我回去把您的话转告给医生，再次拜托他看看。"

结果，铃木得以顺利出院，并开始接受居家安宁疗护。2 小时一次的吸痰，对铃木太太来说是沉重的负担。于是，我们制定了应对的计划——将吸痰从 2 小时一次改为每 5 小时一次。可它如何才能实现呢？事实上，患者出痰是因为**水分摄入过多**，减少水分摄入便是使计划见效的捷径。

铃木住院时，每天经鼻胃管喂食的高热量营养液有 1500 毫升，我们将它改为低热量的同时，把用量也从 1500 毫升减少到750 毫升。仅这一项措施，就使吸痰工作从每天 12 次减少到每天 4-5 次，同时铃木呼吸困难的问题也得到缓解。

有句话叫"过犹不及"。"治疗过度"和"治疗不足"对病人来讲都是不合适的。医院的处置正是过度了。

吸痰工作变为 1 天 4 次，大大减轻了铃木太太的负担。但即便只剩早、中、晚及睡前 4 次吸痰，也会捆得铃木太太每天无法外出。于是，我们便让会吸痰的护理员每周来家中10次，另外还安排了2次上门洗澡服务、2次居家护士访视，上门期间都会帮助有需要的铃木吸痰。加起来的话，每天都有两次的吸痰工作由护理方面的专业人员分担了，这样铃木太太的日工作量就减少了一半。

这一系列的措施，产生了良性循环。好不容易将铃木带回家中，如果他的太太因为负担过重而倍感苦恼的话，家中的气氛就会凝重许多。但是，由于有众多专业人士做支持，笑容重新回到了铃木太太的脸上，连房间里的空气也变得柔和起来。更加不可思议的是，铃木好似能够感知到这些变化，脸上的表情都变得祥和起来。

顺便说一下，请这么多的专业人员提供服务，你觉得在医疗保险和照护保险中患者需要自费负担的金额会是多少呢？以铃木为例：居家诊疗、居家照护、药剂师上门服务，上门洗澡服务以及照护床的租赁费等加起来，一个月的花费约为3.4万日元（当时的金额）。

另外，除了第一次见面和离世之时，一年间医生总共才出诊过4次。出诊是一种紧急上门的居家诊疗服务，当患者或家属主动要求时，医生才会前往。铃木回到家后，医生为他做了止痛干预，使他每天都能安然度过，这样出诊次数也就减少了。

被医生告知"随时都可能离世"的铃木，在家中安住了一年多，最终在妻子的陪伴下静静地辞别了人世。

铃木去世后，他的太太对我说了下面这段话：

小笠原医生，我先生走得真的很好。多亏读过您的书，我才能这样安心地与他别过。我希望有恩于他的那些朋友也能参透生死，活得明白且有意义，死时从容而漂亮。所以我打算把您的书作为奠仪回礼送给他们。倘若大家读的时候能想起我的先生，我也会感到很高兴的。

我想再为自己拍一次遗照

❤

花田和子　64 岁，女性

病　　情：胰脏癌（预计生存期 2 个月）

家庭成员：与女儿同住（白天独自在家）

花田女士被医生告知：余生大概只有八个月。

半年以后的 12 月 29 日，她来到了小笠原内科诊所。

"我只剩下两个月的预期寿命了，小笠原医生。因为不太相信医院，目前我没接受任何治疗，一直在家里静养。不过，我老是觉得心里没底……此前听说有个病友会是由癌症患者组成的，我想参加，可申请时对方却说不接收我这样的癌末患者。以后我该怎么办才好呢？"

"原来是这样啊！我建议你接受居家安宁疗护，它能帮你解决包括疼痛在内的诸多问题。大多数接受这种照护的人都能在家中平静地生活到最后，而且有三成人的寿命还因此有所延长。"

"居家安宁疗护吗？如果可以的话，我需要时就拜托您了。"

"好的，如果您有需求，我随时可以出诊。"

一个多月后，也就是2月9日，花田打来了电话。

"小笠原医生，我疼得动都不敢动。我现在住在女儿家，麻烦您前来一趟吧！"

我立即赶往花田女儿家，并在到达后马上为花田注射了甲强龙注射剂。

小笠原内科诊所居家安宁疗护中使用的甲强龙注射剂是一种皮质类固醇药物，与人类自体产生的皮质类固醇一样，效果可持续8小时左右，因此不会打乱人在日间精力充沛、夜间相对放松的生物钟节奏。

可是，许多医疗机构使用的并不是这种药，而是用着更为方便、可24小时持续起效的其他药物。或许你会觉得：能持续起效24小时多好啊！但正像上面提到的，如果8小时有效即可解决病人的问题，那使用了24小时的长效药物，病人的生物节律就很容易被打乱，这样，就可能出现免疫力下降等副作用。

病情一度恶化的花田在用了吗啡和甲强龙后，渐渐地恢复了精神。一天，花田提出："我已经活得超出医生预言的8个月了，我想拍张遗像。"

于是，花田便去了岐阜市内因梅花而闻名的"梅林公园"。站在盛放的梅花前面，花田拍了一张非常棒的遗照。之后，在没有任何疼痛的情况下，花田安稳地度过了一段时光。不过，一进 3 月，她的身体情况再度恶化了。

"这次可能不行了，我要去另外的世界了。"花田有些消沉。

人一旦觉得自己不行，免疫力就会跟着下降。于是，我们增加了原本有所减量的甲强龙剂量以及居家照护的服务内容和天数，这些，使得花田又恢复了精气神。

"小笠原医生，我想再重拍一次遗像。"

这次，花田在盛开的樱花树下拍摄了照片。

在纪实跟拍花田的电视台导演帮忙拍摄的这张照片中，花田看上去神采奕奕，完全看不出是一位癌症末期患者。

但是，时间到了 5 月，花田出现肠梗阻，不能进食了，肚子也变得硬邦邦，腹部有大量积水，虚弱得无法下床。

"小笠原医生，这次看来是真的不行了。"

就在花田自己觉得大限将至之时，电视台导演来电说她的那期节目将在 6 月 29 日和 7 月 5 日播出。听到这个消息，花田高兴极了："哇，我好想看啊！但是……我可能看不到了，真是好遗憾啊！"

"那我来替你看吧！"

"不！我要亲眼看。"

"如果死了，可就没法看到了。"

"那我就不要死。"

在期盼中，花田终于等到了 6 月 29 日！这时她的身体好转很多，甚至可以下地走走了。看到电视中的自己和精彩的内容，花田感动不已，内心无比满足。但是，由于她活下来的动力源于等待节目播出，因此，当两集节目播完后，她的健康状况又

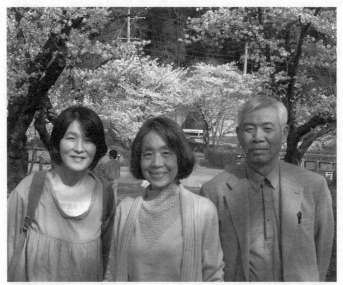

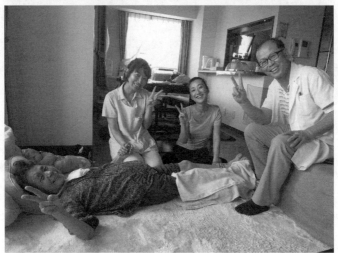

上图：花田在盛开的樱花树下与家人一起合照。

下图：因腹水肚子胀得鼓鼓的花田在接受芳香疗法时，笑着比出"V"字形手势。

迅速恶化了。

这回，花田的肚子因为积水再次胀得鼓鼓的，她觉得自己这次确凿无疑是不行了！

可 7 月 29 日，电视台的导演又打来了电话："小笠原医生，花田女士的节目前些天播完后反响非常好，所以台里决定在 8 月 29 日和 9 月 5 日进行重播。麻烦您转告花田女士吧。"

我马上把这个消息告诉了花田，可是，花田却充满遗憾地说："小笠原医生，我的肚子都这样了，恐怕连盂兰盆节都活不到的。"

"那就由我来替你观看吧。"

一星期后，去花田家出诊的副院长急匆匆地返回诊所。

"小笠原医生，不可思议的奇迹！花田，不仅肚子里的硬块消失了，腹水也减少了！"

我心想，这怎么可能？！于是，也去了趟花田家——她的肚子是真的变小了。

"花田，究竟发生了什么？"

"我决定要自己看电视。"

看来是这个强烈的意念，创造出了医学上无法解释的奇迹。

人类自身拥有非常强大的力量。只不过，活在失望与绝望中时，这种力量就会变成负能量，消解所有求生的勇气和体力，缩短着寿命；反之，倘若一直活在希望中，这种力量就会提升我们的生活质量，以及日常基本生活能力，并带来惊人的延命效果。

之后，在小笠原内科诊所"志愿者培训讲座"中受训过的芳香治疗师，和擅长足部疗法的居家护士常去给花田做足部按摩，治疗过程中还会和她聊天。这样，花田又有了精力，甚至可以去公园散步了。

像上面这样的**灵性关怀，也是居家安宁疗护的内容之一**。

9月5日，是第4次电视节目的播放日。从医生宣告的大限终点算起，花田又多活了半年。只是，这次节目播出后，她的健康再陷低谷。

10月份，花田开始出现黄疸，行动变得困难。这时，她提出："我好想再看一次那个节目。如果能再重播一次的话，我还能等下去……"

这个要求确实有些强人所难，于是，我想到了下面这个主意。

"不如把你奇迹般的经历写成一本书如何？我想，你自己也很想读到它吧？"

这个建议点燃了花田眼中的神采，她点头应道："嗯，我想完成它。"我马上接洽了医学出版社，当我告诉花田这本书可以出版后，她非常高兴，之后便一直专注于写作。

尽管这样，却无法阻拦黄疸蔓延到她的整个身体。

11月底，与花田同住的女儿前来咨询。

"小笠原医生，我妈妈的面色越来越黑了！在她离世时，我特别想陪在她的身边。所以，我在想，要不要放弃之前的跨年旅行计划，改在家里照顾她……

"接受居家安宁疗护的患者当中，许多人的离世时机像是自己选择好的一样，所以我觉得，你不在时妈妈是不会走的。"

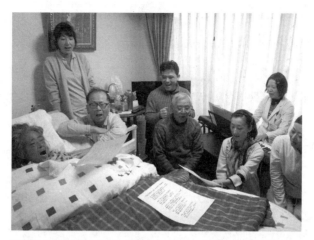
虽然花田的脸已经变成了棕绿色，但仍然开心地唱着《化作千风》。

听了我的话，花田的女儿放心下来。

"真的会这样啊？！那我就按计划出行了。"

如女儿所愿，花田平安地迎来了新的一年。此时，花田脸上的黄疸已由黑色转成了咖啡色，还夹杂些绿色，变成了棕绿色的脸。这种状态下，花田有一天却提出"想要唱歌"。

小笠原内科诊所的音乐疗法是将电子琴带到患者的家中，演奏他们喜欢的歌曲，或为他们伴奏。有时，在场的医生、护士、志愿者，或者照护支援专员等人也会加入进来，和患者一起歌唱，那一刻，所有人的情感都在音乐声中交汇、黏合、升温。

居家护士会根据患者的年纪，准备相应年代的曲目。花田开心地唱了《化作千风》——即将离世的人的心情，只有身处其境的人才会明白吧！

在音乐治疗的一周后，也就是 1 月 23 日清晨，花田女儿像往常一样准备在 6 点 30 分出门，正说着话，就见母亲突然发不出声音了。花田女儿以为"妈妈可能是想喝水了"，便去倒水，等返身回来，却发现母亲已经停止了呼吸。与母亲的离别，就发生在她出门上班前的 5 分钟。

花田女士在达成了女儿的心愿后踏上了归途。两张遗像，她最后选择了在盛开的樱花树下笑得灿烂飞扬的那幅照片。

最初被医生告知了生命时限，花田曾一度失去了活下去的动力，身心备受煎熬。然而，居家安宁疗护帮她解除了疼痛，并重拾笑颜，在期待电视片播出的过程中，她的身心得以新生。之后，她专注于写作，在音乐疗法下放声高歌，并以与女儿愿望契合的方式，平静而安详地辞世。

虽然花田女士出版自传的愿望最终未能实现，但我很欣喜可以有机会代笔，在此书中与各位分享她那段传奇的故事。

伸懒腰体操的奇迹

久保武　75岁，男性
病　　情：重度心力衰竭、缺血性心肌病
家庭成员：和妻子同住

　　下面的这个故事向我们昭示：一个人待在身心能够放松的地方，借助做"伸懒腰体操"可以创造出不可思议的奇迹；同时，也从另一个侧面印证了：医院是个让很多患者身心感到紧张的地方。

　　久保先生是一位重度心力衰竭的患者，他的心脏肥大得惊人。如果将整个胸腔大小视作100％，心脏占比45％以下是正常的，但是久保的心脏却占到了胸腔的82％！心脏大成这个样子，人是活不了太久的。

　　我是久保太太的"御用"医生。一天，她来门诊看病时跟我提道:"小笠原医生,我先生一年中有一半以上的时间都待在医院。虽然我们一直定期地看心脏内科,但仍然挡不住他反复住院,真是让人心力交瘁啊!"

"是啊!住院确实很累人。如果让我们医生去家里看诊的话,就可以少跑很多次医院了,这样或许会轻松一些。"

久保太太茅塞顿开,带着期待回家了。几天后,久保先生出了院,开始接受小笠原内科诊所的居家安宁疗护。我上门出诊时,久保开心地说道:"小笠原医生,还是家里最好啊!"

"是啊!回到家就可以做自己喜欢的事情了。"

"我真想喝味噌汤啊,已经足足十年没碰过它了!"

"那就喝吧,死了可就喝不到味噌汤喽。时隔十年的味噌汤味道一定好极了!"我打趣道。

一旁的久保太太驳斥我说:"小笠原医生,这样怎么能行?!医院的医生说味噌汤盐分高,那是绝对不能碰的!"

"如果我是在医院里工作,也会禁止病人喝味噌汤的。但这是在家里啊,想喝就喝吧!"

咦?我是不是说了什么古怪的话?

这里插叙一下,我在名古屋大学博士毕业论文的主题是《用血管扩张疗法扩张心力衰竭患者的血管,并以此改善心衰问题》,我本人的研究领域就是心衰治疗,同时我也是一名心内科医生。像我这样作为医生竟然对病人说出"虽然医院禁止喝味噌汤,但在家里就能喝"这种话,大家可能会认为我这是胡来,所以,在此我补充说明一下我的医学背景。

事实上,我和久保的对话还有后续。

"不过，如果你喝味噌汤的话，就必须要做'**伸懒腰体操**'。这个操的做法是，举起双手伸懒腰，同时大声地发出'啊……啊……'的声音，然后放下双手就行了。"

只是做伸懒腰体操就能喝味噌汤了吗？你可能会觉得这有点可笑，但其实，它是有理有据的。

久保住院时，医生对他说"你的心脏不好"，所以他的精神一直处于紧绷的状态。而心力衰竭患者最需要的就是情绪放松，让过度收缩的血管得以松弛，心脏得以减负。

当我们在高速公路上开快车，或者生气、紧张时，血管都会收缩，血压急速上升，这会给心脏造成负担，让心衰者症状加重；而伸懒腰恰好相反——人处在全身放松的状态，血管会舒张，对心脏利好。所以，心衰病人做伸懒腰体操是一种有效的血管扩张疗法。

久保住院时，心脏占据了胸腔的 82%，通过居家安宁疗护，以及做伸懒腰体操，他的心脏在 3 年后竟然缩小到了 54%，这简直就是奇迹，让人不可思议。之后又过了 7 年，久保的心脏变得更小了——只占到了胸腔的 49%。

事情发展到这里，似乎会有一个可喜可贺的结局，然而，现实的剧情出乎意料，久保的命运急转直下。

久保出院后的 10 年间，没再进过一次医院，在家中喝着喜欢的味噌汤，可谓日日是好日。不过有一天，久保开始发烧并咳嗽，还发展成支气管炎。

"爸爸，你心脏不好，要不咱们住院好好治疗一下吧！"

当父亲的人总是很听女儿的话。听出嫁的女儿这么劝说，

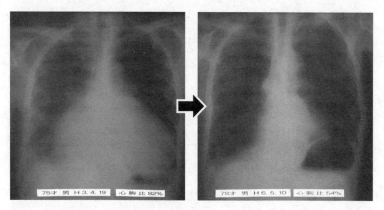

左图：X光片正中间的白色部分是心脏，可以看出久保的心脏肥大得惊人。

右图：拍于3年后，此时久保的心脏已经缩小，占到胸腔的54%，基本正常了。

久保便因为治疗支气管炎而住进了医院。

由于此前久保持续居家静养，喝着可口的味噌汤，做着伸懒腰体操来放松身心，血管扩张自然就有收效。然而，住院让久保一下重回了那个对他最不好的紧张高压环境中。

结果他得了"紧张综合征"，一个月后便离世了。

在就诊的患者当中，有些人一看到医务人员就会血压上升，在诊室里测出来的血压值比平时高很多，这就是我们常说的"白大衣高血压"。按常理，医院中有大量的医护人员，可以为患者提供及时的治疗，乍看之下是个能让人感到心安的地方，但实际上，对有些患者来说，医院却是一个令他们时刻感到紧张的地方。

最后，我跟大家介绍一下伸懒腰体操的具体做法。这套操是我自己总结出来的，无论对缓解心衰症状，还是对心脏功能、呼吸功能有康复需求，伸懒腰体操都可以辅助患者达到放松并收获成效，请大家务必尝试一下。

我在厚木市以及中国台湾的三个地方演讲时，也推介了这套操，并带领大家现场体验了一下。之后，我收到了很多台湾朋友发来的做伸懒腰体操的照片，这让我非常开心——尽管语言不同，但伸懒腰却是世界共通的动作。

★ 伸懒腰体操的基本步骤：

双手下垂，双脚张开与肩同宽，伸直脊背，挺胸。

双手向前慢慢举高，深呼吸让胸腔充满空气。

张大嘴，伸懒腰，口中发出"啊……啊……"的声音，同时将双手缓缓放下。

★ 怎样做它更有效：

- 1次做2组，1天做3次。
- 当你感到有压力时，就可以立即做这套体操。
- 一边呼吸自然的空气，一边进行上述动作。

每天坚持，便能感受到效果，所以请与您的家人一起来试试看吧！

【伸懒腰体操】

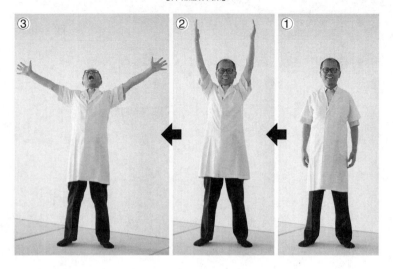

第三章

———

即使独居，即使没钱，也没有问题

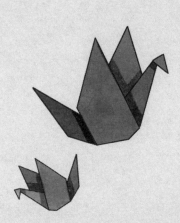

这是我人生中最灿烂的笑容

園部信光　79岁，男性
病　　情：肺癌、尘肺病（预计生存期数周）
家庭成员：独居

日本自 2000 年开始实施"照护保险制度"，这使得那些独居的患者也有可能在家度过最后的时光。在此之前，那些希望在家中离世的独居患者只能靠自费雇用照护者。

本篇，我将与大家分享独居病人也能在家中生活到最后的案例，包括相关费用的问题。

2010 年春天，園部的儿子和女儿来到我们诊所。

"小笠原医生，我父亲患有肺癌，很痛苦。安宁疗护的病房要再等 1-2 周时间才能住进去。我父亲一个人生活，所以我们都建议他去住院，但被他坚决拒绝了！昨天晚上我们实在担心，就留住在他那里，却发现他即便吸了 4 升氧还是痛苦不堪，整夜都无法入睡。您能马上出诊去看看他吗？"

于是，我立即前往。到达园部家时，他的呼吸显得很困难。

"园部先生，您还是考虑住院吧！孩子们也很担心您。"

"不，我不想住院。我只想在家中治病。"

于是，我为园部注射了甲强龙注射剂及吗啡，并引导他慢慢地呼吸。自此，园部开始接受居家安宁疗护。

几天后，园部呼吸困难的症状消失了。又过了两周左右，他也不用再吸氧了，园部的脸上重新现出笑容。一天，我与他合影并把照片作为礼物送给他，园部凝视着照片，沉默不语。每逢这种时候，我都会在一边静静地等待，直到病人自己开口。

过了一会儿，园部终于说道："这是我人生中最灿烂的笑容！"

接着，他微笑着说："恋爱、结婚、孩子出生，还有成为公司社长的时候，我也很高兴，尤其在当社长时，有种'是自己让大家有了生计'的骄傲感。但从打知道自己会死于癌症，得到医生还有身边许多人的帮助，被那么多的温暖所包裹，我突然意识到自己的生命是缘于他人的给予才得以延续，当下才是最幸福的时刻，这真是令人难以置信啊！现在的我，像在天堂一样。"

"正因为知道自己即将死去，才突然意识到生命得以延续是缘于他人的给予"，这种领悟让我深刻感受到了生命的重量。

接下来的日子，园部过得十分愉悦。平素喜欢泡澡的他经常接受上门洗澡服务。泡在浴缸里，整个身心得到完全放松，这种感觉恐怕只有身临其境的人才能够体会到吧！

"泡完澡喝上一杯啤酒，真是人间美味啊！"

虽然园部的癌症已到晚期，但他依旧可以享受生活，喜悦度日。我们为他安排了每天一次的居家照护服务，以及每周一次的居家诊疗，加上他家人的探望，可以保证每天都有人能见到园部。

然而，在接受居家安宁疗护两个月后，园部的体力还是明显下降了，变得无法行动。

不能泡澡的园部，有一天低声地问我："小笠原医生，我差不多快死了吧？"

"如果你觉得自己快要死了，可能就要死了。"

"是啊！记得您第一次来看诊时，我就是个随时都可能走掉的人了。但是托你们照护的福，我又过了一段很开心的日子，真的已经没有什么遗憾了。"

"是吗，园部先生？您或许没有遗憾了，但是您的儿子和女儿呢？作为父亲，难道没有什么要对他们说的吗？我想如果能说一说，他们一定会很高兴的。"

"您提醒得对！多亏他们求助到您，我才能活到现在。明天傍晚我会叫他们过来，跟他们谈一谈。"

第二天午夜零点，居家护士打来电话说园部先生去世了。一般情况下，如果患者家属没有主动提出，我是不会立即赶过去的，但因为我确实很在意园部是否留下了遗言，所以去了他家。见到园部儿子之后，我便开口问道："怎么样？听到父亲留下的遗言了吗？"

"有的。昨晚父亲花了整整 6 个小时跟我们道别，都到了这种时候，他还在为我们着想。不过，正因为一直在讲话，所以他并没有什么痛苦，很安详地说着说着就走了。"

"真是太好了。令尊的表情看起来就是很安详。对了，他都说了些什么呢？"

"嗯……不好意思呢，即便是对您，我也还是不太好说出来啊！"

"哦，原来不能告诉我呀。既然如此，夜已经很深了，那我就回去了。"

当我正要走出大门时，园部的儿子追了过来。

"小笠原医生，我父亲没少麻烦您，我就告诉您吧。"接着，他便把园部的遗言告诉了我。

在我起身即将离开的时候，园部的儿子又对我讲了下面这段话。

"您曾经告诉过我们，人应该'充满希望、心满意足、毫无牵挂地死去'。我认为没有谁比我父亲的走更能证明这句话了。即便早前预约的安宁病房来电说有房间可以入住了，父亲也以在家里很开心为由，多次拒绝了对方。"

"是啊！你父亲常常说'家里有如天堂'。待在家里就像是待在天堂，而且还不用花钱，没有比这更好的事了！"

很多人可能认为居家安宁疗护会很花钱，但事实并非如此。

从园部开始接受居家安宁疗护到他去世的 3 个月里，自付额为 7.0428 万日元。如果他住进安宁疗护病房，费用则会达到

13.3200 万日元。自付额是根据医疗保险、照护保险、自费部分计算得来的。

当然，根据患者的条件（病情／居住环境等）或要求，花费的金额会有所不同。

如果有额外需求的话，有时会超过照护保险支付的范围，但是小笠原内科诊所八成左右的患者，即使独居，也无需承担任何费用，医疗保险和照护保险足够支持他们在家中过完余生。另外，还有一成的患者，直至去世，自付额仅在 30 万日元以内。

从以上介绍可以看出，居家离世并不需要花费太多金钱。

园部先生去世前 3 个月的自付额与入住安宁疗护病房的自付额之间的对比

[居家]		9 月 (19 天)	10 月 (31 天)	11 月 (20 天)
医疗保险	医生	83,400 日元	190,100 日元	334,310 日元
	药费	26,700 日元	88,300 日元	54,400 日元
	护理师	44,850 日元	69,950 日元	87,050 日元
	小计	154,950 日元	348,350 日元	475,760 日元
	自付额	12,000 日元	12,000 日元	12,000 日元
照护保险	看护员	19,400 日元	48,500 日元	53,930 日元
	上门洗澡服务		44,400 日元	24,000 日元
	床			8,250 日元
	居家疗养管理费	2,900 日元	2,900 日元	2,900 日元
	居家药剂费	6,000 日元		6,000 日元
	小计	28,300 日元	95,800 日元	95,080 日元
	自付额	2,830 日元	9,580 日元	9,508 日元
自费	交通费等	200 日元	400 日元	1,910 日元
	死亡诊断书			10,000 日元
	小计	200 日元	400 日元	11,910 日元
	合计	183,450 日元	444,550 日元	582,750 日元
	实际自付额	15,030 日元	21,980 日元	33,418 日元

[安宁疗护病房]（餐饮费、单间费以及死亡诊断书等费用需另行支付）

合计	754,300 日元	1,230,700 日元	794,000 日元
实际自付额	44,400 日元	44,400 日元	44,400 日元

★如果是老年人，居家的情况下，医疗保险的自付额一般 1 个月以 1.2 万日元为限（当时的金额）。

如果罹患重症，你希望知晓病情真相吗？

奥村真子　73岁，女性
病　　情：喉癌、肺转移（晚期）
家庭成员：独居

假使罹患癌症，你是否希望医生告知病情真相和预计的生存期呢？下面，我想就这个问题说说我的看法。

当家属获知了患者的真实病情后，多会纠结要不要将这些告诉给患者本人。因为怕患者知道后可能陷入绝望、丧失求生斗志，故而选择一直隐瞒直至患者离世的家属很多。

根据我的经验，最好不将实情和盘托出的情形，仅限于"不希望获知病情真相"或"即使不告知真相也能安稳度日"的患者，除此之外，大多数病人都抱有"想知道"或者"能知道真相真是太好了"的观点。

那么，在得知真相前后，患者一般会有哪些变化呢？告知真相，不只会影响到患者自身，更关系到患者与周围人的相处模式、医疗的提供方式，以及患者未来将选择以怎样的方式活下去。

请大家想象一下，如果不知道实情，即便是在持续治疗，但身体状况却不断恶化，患者一定会疑窦丛生，去琢磨"这是为什么？""病情肯定更糟糕吧？""我是不是会死掉？"……在这种心境下，他会对周遭一切产生怀疑，并且不再信任。

蒙在鼓里只会加剧患者的不安，不安则会降低免疫力，夺走生存勇气，最终会缩短寿命，等到患者觉知时，死亡已迫在眉睫。这时，他多会懊悔自己还有许多事情没有机会去完成。在这样的遗憾和悔恨中辞世，不是比得知真相更加让人痛苦吗？俗话说，结果好才是真的好。如果家属一直隐瞒真相，最后让患者怀着无限遗憾离世的话，那事后再做什么也都于事无补了。

获知实情，患者一时间必然会感到不安或绝望。因此，在告知实情后，医生或护理师需要及时为患者提供心理支持，这一点相当重要。

另外，家属在告知的时候，我建议除医生外也请**护理师一同到场**。这是因为医生往往以高屋建瓴的视角处置问题，而护理师能让人感觉更亲近。有没有护理师在场，现场的气氛是完全不一样的。

下面，我要跟大家分享一个在不知真相的情况下，接受生活低保、独自一人生活的奥村真子女士的故事。

真子女士罹患喉癌，并在医院做了手术，之后，她被医生告知"癌症已经治好了"，于是就出院回了家。然而，她的癌症并未根治。虽然真子自认为好了，但医护人员都知道她已经是癌症晚期了。

知道真相的人和蒙在鼓里的人交流，难免会出现一些错位。

知道实情的照护支援专员对癌末的真子独自一人生活深感不安，于是总担心地问她："您还好吧？有没有什么困难？会不会很难受？"

每次听到这些问话，真子就变得不安，身体也会感到不舒服。于是，只要是照护支援专员前来探访之日，真子就一定会叫救护车，在医院住上一两天。

一天早上，照护支援专员又到真子家探视，一如既往地表示了担心："真子女士，您觉得怎么样？有没有哪里难受啊？"

果不其然，真子又觉得不舒服，下午就叫救护车去了医院。

目睹这种情况，癌症疼痛照护认证护理师对真子说："真子女士，即便您搭救护车来医院，也无法根除您的痛苦症状。我建议您考虑一下小笠原内科诊所的居家安宁疗护，现在我就可以帮您联络他们，您可以回家等待他们帮助。"

接到医院的委托，THP（居家照护整体规划师）和我紧急赶往了真子家。

"真子女士，您好！为什么您会这么频繁地叫救护车呢？"

"医生，因为我总是觉得很难受呀。"

"为什么呢？"

"每当照护支援专员问我难受吗、有没有觉得不舒服时，我就会低下头体会，这样整个人就难受起来了。"

"原来是这样啊。听说真子女士以前经营过居酒屋？"

"嗯。大家都叫我小真子。"

"是吗。那你知道《昂首向前走》这首歌吗？"

"嗯，知道的。"

"那让我们大家一起把头昂起来唱这首歌吧！"

接下来，我们三个人就一起唱了这首歌。

唱完后，我问真子："小真子，怎么样？还难受吗？

"不，不难受了。很开心！"

"那你低头再体会一下，会感觉难受吗？"

"呃……又难受了。"

"小真子，你知道这是为什么吗？"

"不知道。"

"不知道吧。你想知道为什么一低头就会觉得难受痛苦吗？"

"医生，我一个人生活，所有的事都必须自己决定，所以请您告诉我实情吧！为什么我会觉得这么痛苦呢？"

"嗯，理解了，我会告诉真子真相。但因为你是一个人住，所以我想让与真子相关的人也一同来听听。我们把你以前店里的常客、居委会会长、民生委员，还有你的朋友、市里最低生活保障负责人、照护支援专员、药剂师、护理师、营养师、看护员，以及提供上门洗澡服务的服务人员、日间照料中心的工作人员都叫到一起，大家坐下来聊一聊。"

我与真子沟通了大约 1 个小时。临走时，我对她说："小真子，就算是钱掉到了地上，也不要向下看哦。记得以'昂首向前走'的精神，积极乐观地抬头生活！"

3 天后，和真子约定的告知实情的日子来到了。

为什么我会请居委会会长和民生委员到场呢？这是因为邻居们一定会感到疑惑："这个人独居、接受着低保，为什么总是叫救护车呢？"打听之下，知道是得了癌症，可又会想："既然都这样了，为什么不去住院呢？"因此，一旦作为居民代表的居委会会长和民生委员了解到真实情况，他们就可以让附近的邻居们也知晓实情，在获得理解后，真子就能安心地在家中生活了。

当天的谈话聚齐了 20 多人。

告知真相是左右患者此后人生走向的重要事情，作为担任告知角色的医生，我做好了精神上的充足准备，并抱有"在真子女士露出笑容之前绝不离开"的决心。现场一切准备妥当之后，我用平稳且略带幽默的语气开启了下面的谈话。

"小真子，你受了不少的苦吧！不过，这三天你都没有叫救护车哦。今天大家也都来了，你确定你是真的想知道实情吗？"

"当然。医生，请您告诉我真相吧！"

"那好，就请大家也一起听听吧。真子，请先告诉我医院的医生是怎么跟你说的？"

"医生对我说我的癌症已经治好了，所以我才出了院。"

"原来是这样。现在我的手上有封医院医生写给我的病情转介信，我读给你吧，要细细听哦。"

我一边握着真子的手，一边在大家面前读起了这封信。

"小笠原医生，一直以来承蒙您的协助，非常感谢。我们这边有一位名叫奥村真子的女性病人，73岁，罹患喉癌并伴有肺转移。尽管做了化疗，但没有什么效果。虽然肿瘤没有变大，但也无法进一步化疗了。我们向患者本人说明：'肿瘤在常规情况下会不断长大，但是经过化疗，你的肿瘤并未变大，所以相当于是治好了，可以出院。'但实际情况是真子女士的癌细胞已经转移到了肺部，喉部的肿瘤也很大，预计日后还会持续恶化，呼吸困难的症状将越来越严重。小笠原医生，接下来的事就拜托给您了。"

听我念完，经过一瞬间的沉默，真子惊异地大声说道："啊？！难道我的癌症没有治好吗？但医生告诉我已经好了呀！"

"小真子，医院的医生是从抑制肿瘤继续变大的角度出发，告诉你治好了。"

"那我体内还有大的肿瘤吗？"

"是的，文中是这样写的。"

"小笠原医生，那……我会死吗？"

"这个啊！我可以问一个问题吗？你看，这里有二十来个人，你觉得我们之中谁会最先死掉呢？"

"嗯……呃，我，是我吧！"

"嗯。恐怕，这里的人也都是这样想。这会让真子的心里很难受吧？！"

我这样说的时候，真子一下子就垂下了头，脉搏也变快了。

每次在告知患者真相的时候，我都会**握着患者的手**，这样做有两个理由。

第一，是为了**让患者安心**。一个人在被告知实情时，必定会紧张或不安，如果握住他们的手，这种忧虑的情绪就会稍微得到缓解。在告知时，通过这样一个动作，也会向患者传递出"不要紧，一起面对"的支持讯息。

其次，是为了**掌握患者的脉搏情况**。握手时，我通常会将食指搭在患者的腕部，感受其脉搏的变化，有的快、有的慢，有紊乱的、有硬一些的，有软的、也有仿佛马儿奔腾般的。据我既往的经验，在告知病人真相后，如果他的脉搏上升到每分钟 140 次左右，那无论再说什么都是徒劳，当事人那时大脑一片空白，不会有任何记忆。只有当脉搏降到 100 次左右时，患者的心情才会重新平复，这时才会听到我讲的话，并且可以理解我说的内容。所以，一般我都会在一旁静心等待，直到患者的脉象归于平稳。等待，是很重要的。

当我将实情告知给真子后，她的脉搏加快，手心开始冒汗。所有人都保持着沉默，现场只剩一片寂静。过了一会儿，真子的脉搏渐渐平稳下来，我把握时机慢慢说道："真子女士，这些真的让你感到很难过吧，晚上睡不好，时常也感到不安吧！所以，才会叫救护车，对吗？但是，如果一直这样下去的话，你的免疫力就会下降，那会更早死掉的。"

听了我的话，一直垂着头的真子突然抬头冲我笑了笑。我也回以微笑："真子女士，只要你能做到好好睡觉、身心温暖、情绪乐观，常常笑一笑，就能活得更久一点哦！接受居家安宁疗护的人，有三成左右寿命都会延长。实在很遗憾，化疗对真子不再有用，不过，你要不要考虑接受居家安宁疗护呢？这样的话，当你再觉得疼痛和不安时，服用吗啡就会舒适了。我们不妨赌一下，看看能否成为这三成中的一员怎么样？即便没能延长寿命，你也能十分开心地去过这段生活。"

因为得知真相而情绪低落到极点的真子，在我跟她谈了30多分钟后，脸上又展露出笑容。

双手相触，眼神交汇，用手和眼来感受患者，体贴与抚慰患者，并结合言语疗护患者，这就是居家安宁疗护的医生在告知时刻需要做到的事。

因为知道了真相，真子开始接受居家安宁疗护。参与实情告知的二十余人也开了一场社区合作会议，并确认了以下事项：

- 感到难受和疼痛时，可饮吗啡红酒。
- 若煤油暖炉的气味诱发咳嗽，就改用热水袋。
- 使用栓剂时，请护理员帮忙。
- 一旦无法自行上厕所，就插尿管。
- 不能吞咽药物后，就使用 PCA（患者自控镇痛装置）。
- 遇到困难时，任何人都可以随时拨打电话给居家照护站。
- 居家护理师和医生 24 小时回应需求。
- 由小笠原内科诊所保管一把大门钥匙。

就这样，大家对真子女士"想在家中过完最后时光"的心愿达成了共识；同时，也完善了社区照护计划。

不过，大家知道为什么我们要保管一把真子家的大门钥匙吗？此前，我到访独居患者家时，好几次都因为门被锁死而进不去，有两次情况紧急还叫了警察，最后破窗而入。有了这些经历，再遇到独居患者，我们就会尽量保管一把钥匙备用。

在接受居家安宁疗护之后，真子不再被疼痛所困扰，晚上也睡得很香。店里的常客和朋友们知道真实情况后，常来探望她，音乐疗法也让真子能和大家一起开心歌唱。她过得平静而充实，再也没有叫过救护车。

后来，在住外县的妹妹和朋友来看望她的那天，真子平安地离开了人世。有了周围人的合力支持，真子实现了居家辞世这一愿望。在完成遗体护理后，大家为真子选择了她经营居酒屋时最爱穿的大红色衣服。

通过真子女士这一案例，可以看出我们还有许多课题需要面对。

首先，就是照护支援专员认为"癌症晚期的独居患者很难一个人生活"。照护支援专员要从生活的各个方面支持患者，自己若情绪不安会直接影响到患者，使患者也陷入忧虑。真子的故事，让我深切感受到"优先**改变医疗及照护人员的相关认知**"是非常必要的。

第二，是文首提到的"是否该告知患者病情真相"的问题。患者身边的人多认为隐瞒才是最好的关怀，但蒙在鼓里就意味着当事人无法在日后做出种种正确选择，**只有知晓真相，才能自主决定以何种方式活下去**。

第三，告知真相并不是简单陈述就完了，比起告知的内容，**后续支持更为重要**。患者在知道实情后，情绪会产生波动，为了能让他们充满希望地活下去，我们要以手相握，花费些时间，用眼睛传递理解和能量，与他们敞开心扉地诚恳交流。这样一来，即便真相残酷，告知行动也能成为患者余生决策路上的一盏明灯！

在从事居家安宁疗护的过程中，我发现许多患者是因为知道了自己即将死去，才真正意识到此时生命能够延续是缘于他人的帮助，故而对身边的人心存感激，时时笑对他人、笑对一切。从这些患者身上，我们看到了患者获知真相的重要。

患者家人和亲友可能会觉得难以开口，但请绝不要逃避此事，要勇敢地去面对。我相信，**告知患者病情真相，是让患者和家属不留遗憾、达到"生死两相安"的第一步。**

吗啡红酒和睡美人

中田春江　89岁，女性
病　　　情：肝癌、多发性骨转移
家庭成员：独居

"隔壁老奶奶要上吊自杀！小笠原医生，请您快去看看吧。"

一天，有位女士跑到小笠原内科诊所报信。我非常吃惊，立刻前去出诊。到达时，发现中田老人正独自一人坐在房间里。

"发生什么了？为什么要上吊呢？"

"因为我得了癌症，花了好多钱，实在是走投无路了！住院化疗用光了我所有的积蓄，我只有上吊了。"

"原来是没有钱。那您有哪里疼吗？"

"有啊！肩膀疼！腰也很疼！晚上还睡不着，所以我想死。"

"哎，您家里挂了很多画啊，中田女士？"

"这些都是我画的，浮世绘的美人图，很有韵味吧？"

"这都是您画的啊！很有感染力。您太有才华了！"

"医生，我送您两幅吧。"

"谢谢您。不过话说回来，您说没钱了，不知您还剩没剩点存款？我可以帮您看看存折吗？"

"存折？好啊！"

我看了一下老人的存折，发现每两个月就有一笔 14.4932 万日元的进账。

"这是养老金吗？"

"是的，两个月打一回。"

"原来如此。我看您每个月都有一笔 3 万日元的花销，这是什么费用啊？"

"这是房租。"

"每个月的养老金有 7.2466 万日元，房租是 3 万日元，也就是说您一个月的生活费是 4.2466 万日元。"

"这点钱连医院的治疗费都付不起，所以还是一死了之痛快。"

"不必去死呀，有了这笔钱，足够我用来照顾您到最后。没问题的，就请放心吧！"

听到我的话，中田瞪大了眼睛："真的吗？用这点儿钱您就可以一直给我看病？我不用上吊了吗？"

"嗯。但是，有个约定我希望你能应允。如果能遵守这个约定，我就会让您毫无痛苦地活到最后，您看好吗？"

"是什么呢？小笠原医生，告诉我吧！"

"那就是好好睡觉，让身心温暖、情绪乐观，并且笑口常开。这样，免疫力会得到提升，您就能活得更久一些。等到卧床不起的阶段，3 天内便会离世，最长也就是 1 周到 10 天。所以现在这些养老金足够保障您正常生活了。"

"这样啊！那实在是太好了。真要谢谢您。"中田终于放下心来。不过，转瞬间她又现愁容："医生，我还是高兴不起来。"

我问起原因，中田有些不好意思地说："自从医院医生嘱咐我不能喝酒，我就一直在忍耐，我原本是那么爱喝酒的一个人，不让喝实在开心不起来。"

"啊，这样啊！如果喝酒能让您开心起来的话，那就喝一点吧！"

"不行啊。我得的是肝癌，医生说喝酒损害肝脏。"

"但是中田女士，您不是没有太多时间了吗？不是还说要去上吊的吗？"

"是，说得没错……"

"反正都要死了，喝一点又有什么。死了可就不能喝酒了。得了肝癌的医生也有仍在喝酒的哟。"

"真的可以喝点儿吗？"

"可以。而且，肝癌病人喝上一点儿就会醉，很划算的。您的酒在哪儿啊？"

"那，那边的壁橱里……"

我看了看壁橱，里面有两瓶红酒。我拿到中田面前，对她说："有很多呢！中田，您喝这个就行。"

"真的吗？您和护理师要不要陪我喝一杯？"

"好啊，大家一起喝一杯吧！干杯！"

"医生，我好久没有喝酒了，这酒真是太好喝了！我其实是个很开朗的人，喝酒之后会变得更有活力。这让我好开心啊！"

刚才还情绪低落、一心想要上吊的中田，现在完全变了个人。我和中田约定要"好好睡觉，让身心温暖，情绪乐观，笑口常开"后，开始为她提供居家安宁疗护。

话又说回来，为什么我可以承诺每个月用 4.2466 万日元就能让中田笑着活到最后呢？在本书前面的章节中，很多案例都反映出接受居家安宁疗护后的病人会变得开朗、有能量，身体状况也会转好。身体良好，是花费不了什么钱的。**真正花钱的阶段，是在无法自由行走之后。**

正如我向中田描述的那样，接受居家安宁疗护的患者，只要卧床不起，一般 3 日、最长 7-10 天就会离世。这期间发生的费用有照护床、看护员费用，诊疗费，以及药费等，此外还有一些交通费，但大部分都是免费的。

为什么居家照护可以免费呢？这是因为癌症或 ALS（肌萎缩侧索硬化症）等患者的居家照护费用走的是医疗保险而非照护保险。日本的医疗保险规定：像中田女士这样 70 岁以上、低收入的病人，医疗费自付额每月最高 8000 日元，由于诊疗费和药费已经超出 8000 日元，所以居家照护的费用就不用再自付，相当于免费。因此，即便卧床不起，10 天的医疗费加照护费的自付金额也没有多少。

之所以要和中田达成君子协定——好好睡觉，让身心温暖，情绪乐观，要笑口常开，是因为只要她接受了居家安宁疗护，就能够在家里平静生活，并最终安详离世，而且无需花费过多的金钱。就这样，中田没有了费用之忧，还能喝到自己最喜欢的美酒。

对于她这样的患者，"吗啡红酒"是我们独有的除痛处方。"吗啡红酒"就是在红酒中兑入吗啡、糖浆和蒸馏水。吗啡自有消除疼痛的效果，加上又是在品尝自己的最爱，这种药力、喜悦与酒力的叠加让中田睡得又甜又香。

中田与吗啡红酒相伴，开心地度过好一段时间。但万事不能都遂人所愿，一个忧虑消除了，另一个烦恼又冒了出来。在接受居家安宁疗护1个月后，中田对我提及："一到晚上我就感到不安，总是无法入睡。"

于是，除了每天一次的居家看护，我们还为中田增加了居家护理项目，隔壁女士也会早晚两次来看看她的情况。

这时，我们为中田启用了"夜间镇静"。除了这种镇静类型，还有一种是"持续性深度镇静"。关于这两者的区别，我会在第六章《慎重使用"持续性深度镇静"》中详细说明。

小笠原内科诊所采用的"夜间镇静"，不仅可以消除患者的焦虑和疼痛，还可以让患者在夜晚变为"睡美人"，在早晨自然地苏醒。这是一种能让患者像常人一样作息的医疗方式。

能一觉睡到清晨，不仅患者会变得开朗，家人也会非常受益，这就是我们会对那些夜晚焦虑且无法入睡的患者实施夜间镇静的原因。但是，病情进展到危重期的患者，极有可能在镇静中离世。因此，正式采取"夜间镇静"前，我们一定会跟对方详细说明并征得同意。

一天，在看诊过程中，我和中田聊道："睡不着的话，人就会变得焦虑吧！我这里可是有成为'睡美人'的方法啊。"

"哦！那是什么呀？"

"是'夜间镇静'，就是用安眠药助你沉睡。不过，如果癌症发展到最后，人有可能在睡觉时就离世了。"

"医生，那会很痛苦吗？"

"因为在睡眠中离世，所以感觉不到痛苦。早上看护员来的时候，你的身体可能已经变凉了。"

"哦……可以不遭罪就死掉的话，感觉也很好啊。夜间镇静好厉害啊！"

"不过，临床中在夜间镇静期间死掉的人几乎没有哦，基本上都是早上醒来，在有人陪伴的情况下离世的。"

"是吗？但是，我想一个人走！"

中田的话让我倍感惊讶，因为截至当时，在我所接诊的独居患者当中，没有任何人说过"想一个人走"！实际上，在诊所过往照护的 53 位独居患者中，九成以上都是在有人陪伴之下离世的。

我们为中田用上"夜间镇静"后，她便睡得很好了。到了第八天，她开始卧床不起。一旦卧床就没法去拿止痛药。于是，我们启用了在第一章《现在的我比任何时刻都幸福》中介绍过的"魔法盒子"——PCA，以解决中田的疼痛及焦虑。

四天过后，中田的血压开始下降，随时都有可能离世。不过，她的表情一如往常地沉静。

第二天早晨，当居家护理师上门时，发现中田已经走了。她实现了自己独自离世的愿望。

"想要一个人走"，是中田女士最后那段日子里最常挂在嘴边的一句话。当我和跟踪采访中田女士的记者一同去进行死亡确认时，这位记者感慨地说道："或许正因为中田女士生前抱有那样的信念，所以才得以独自一人上路吧！在居家护理师赶到前的一个半小时，隔壁女士还去看望过她，那时她还活着。这只能解释为中田是等到邻居离开后才走的，实在是太不可思议了！"

一个月生活费只有 4.2466 万日元的中田，在邻居的帮助下，开朗地生活到了最后，她名副其实地充满希望、心满意足、毫无牵挂地离世了。

因为没有钱而放弃治疗、深陷绝望的人不在少数，这样的苦痛可以说是社会性的。但是，无论患者是否有钱，都可以通过居家安宁疗护获得医疗照护，并拥有足以解决这种社会性苦痛的技巧与智慧。

通过这则故事，我们可以看到：有像隔壁女士这样的志愿人士协助，即便一个人独居也能安心地待在原本的社区，待在自己希望的居所生活直至最后。可以说，本案就是**社区居家照护**的最佳范例。

即使再苦，也还是想待在家里

河合敏子　80 岁，女性

病　　情：心力衰竭、骨盆转移、弱视、耳聋

家庭成员：独居

读到这里，相信已经有许多读者开始相信即使是一个人生活到最后，大概也不成问题了吧！

本篇中的河合女士，也是一位独居者，不仅眼睛几近失明，听力也有障碍，可她却仍然坚持居家。

2006 年 7 月，我接到看诊委托前往河合的住所。

"初次见面，河合女士，我是小笠原。您目前的情况怎么样啊？"

"小笠原医生，我最近一走路就觉得很难受，站立也很费劲儿，连医院都去不了了。可是，就算再苦，我也只想像现在这

样一直待在家里，您能常来给我看看病吗？"

"就算一个人住也不必有顾虑，我们会提供居家安宁疗护来帮助您。"

于是，我马上召集各方人员开了工作会议，从医疗和照护两方面商议协作计划，最后决定，医生的"居家看诊"和护理师的"居家护理"每周交替上门，并保障 24 小时有事随时回应，看护员的"居家照护服务"则每日 2 次。

自此，河合开始接受居家安宁疗护。放下心来的河合对我说："虽然我的眼睛不行，但哪里有些什么东西我是知道的，厕所也可以自己慢慢摸索着过去，看护员还会为我做可口的饭菜，隔壁太太也时常会来看我，能够待在家里我真的很开心！"

然而，有一天，河合突然腰部剧痛，无法动弹。虽然没有摔倒，但是下不了床了。

一般情况下，我不会轻易建议这样的病人住院，但为了帮河合找到疼痛的根源，我认为有必要入院做详细检查。不曾想，河合坚决拒绝了。

"我的眼睛什么都看不见，在家里，还可以凭记忆活下去，要是住院的话，那就完全不能自理了。所以我绝对不要去医院！相比住院，我宁愿不知道疼痛的原因。您只要帮我止痛就好了！"

见河合执意如此，我只好给她先用上止痛药，但却没有效果。于是，我只好再次劝说她。

"河合女士，我给您用了多种止痛药，但是完全没有效果。急性疼痛的原因有很多，以我的经验，您的癌细胞可能发生了骨转移，所以疼痛才无法消除。这样下去的话，您会一直疼到死去的。不过，癌症骨转移一经确诊的话可以申请使用吗啡，那样就能彻底止痛。我们拍个CT（电脑断层扫描）就可以知道这些，您不妨就去趟医院查一查吧？"

在我的说服下，河合终于答应去医院查查看。果然，她的癌细胞已经转移到了骨盆。

医院医生提出再做个全身检查，但河合又以"我想回家"为由坚决拒绝。河合只是想要获得使用吗啡的证明——癌症骨转移诊断书，完全没有做更多检查的意愿。

但是，医院负有为病人查明病痛原因并进行治疗的责任，对于河合这种状态，不进行治疗干预是无法放心让她回家的。于是，我接到了医院医生打来的电话。

"小笠原医生，我们可以让河合出院吗？怎么办好呢？

"没问题的。这是患者本人的意愿，就让她回家吧！"

接到河合当天出院的消息后，我前去看诊。河合一见到我便说："真的是骨转移了，实在是太好了！这回您可以为我止痛了。"

"嗯，是啊，您放宽心吧。"

确诊为癌症末期的河合在使用吗啡后消除了疼痛，久违的笑容又回到脸上。她常常念叨说："还是在家好啊！家里还有佛龛呢。"看着挂在佛龛上的丈夫遗照，她不时地跟我讲起她的往事。

一天，我去看诊时发生了一个小插曲。

由于河合的视力和听力都不好，所以她会通过气味、气息、隐隐听见的声音，以及皮肤触觉等来获知来人信息，所以，我和居家护理师去她家时，总会先去握握她的手，以消除她不知道是谁来了的不安。那天，我也像往常一样握了河合的手。

"啊，这是小笠原医生的手吗？"

"是啊，河合女士。"

"哎呀，感觉有点胖了呢。"

"是吗？好像是胖了点儿。"

"哈哈哈……"

我们两个人开怀大笑起来。

"河合，你是不是还有些疼，我帮你多加一种止痛贴剂吧，这样就可以彻底止痛了，放心吧！来，我们拉个勾。"

仅仅握下手就知道是我，也许只有眼睛看不见的河合才能做到吧！

由于看不到，河合一人在家时无法打电话，也不能发出求救讯息。于是，我们为她安装了"触屏可视电话"。这种电话只要用手指触碰一下，就会连通对应的 24 小时照护机构。使用费是每个月 1610 日元，如果需要紧急出诊，每次收费 580 日元（当时的费用）。

"这实在太让人安心了，特别是晚上！我一个人住，一想到有什么事随时都可以得到照应我就踏实了。有一次打电话的时候，我的眼泪忍不住地啪嗒啪嗒掉下来，对方连这都可以看见，真是让我特别有安全感。"

正是因为有了触屏可视电话的帮助，才使得河合的安全感倍增。令独居患者能在自己的居所中安度最后时日，消除他们

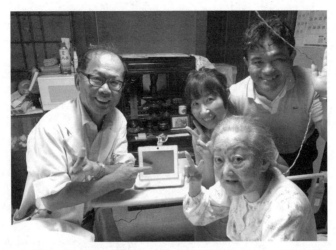

有了"触屏可视电话"的帮助，河合感到非常安心。因此，她也笑着比出了"V"字形手势。

躯体的疼痛以及由此引发的不安，这些**现代设备在居家安宁疗护服务中发挥了重要的作用。**

此外，为患者提供支持的完备的医护服务体系也尤为重要。居家安宁疗护需要多个工种、不同角色人员协同作战，因此，小笠原内科诊所使用了名为"THP+"的应用软件，**使各方能及时共享信息，**并规避合作上的失误。

"THP+"的用法非常简单，只要知道密码，就可以在电脑、智能手机或平板电脑上登陆，随时获取信息。因为密码只会告诉经由患者和家属许可的人员，所以能确保隐私安全。

"THP+"除了能随时随地确认护理记录、看护记录、医生的出诊记录和处方，还可以上传患者的照片，所以即使没与患者同住，家属也可以放心许多。另外，家属还可以在上面表达意见和需求，有些家属还会在患者离世后，像写信一样，在"THP+"上写下对故人的哀思。

在使用"THP+"提供居家安宁疗护的过程中，曾发生过这样一件事，通过看护员上传的信息，我们了解到河合的食欲有所下降，于是马上开具处方，为她补充输入了营养液，这足见"THP+"平台的重要性。

上面介绍的"THP+"和"触屏可视电话"还作为一条国际新闻，由岐阜县对外进行了报道。

"无论怎样，哪儿都比不上家好啊！"河合总是这样说。

在患癌 8 年、癌症骨转移 3 年后，河合于 2014 年在自己的家中平静地离开了人世。

即使眼睛看不见、耳朵听不到，还无法自由行走，河合仍然说"还是家里最好"。因为家里满是往昔生活的气息，装有无数美好的回忆，仅仅是呼吸着家里的空气，身心就会倍感抚慰，激发出活下去的信念，让她充满力量。

家，是一个人真正的最终归所。

如果让我去住护理院，我就去跳河

上村奈津子　82岁，女性

病　　　情：高血压、阿尔兹海默症

家 庭 成 员：独居

《如果让我去住护理院，我就去跳河》——这个标题看上去有些骇人。本篇，我想跟大家讲述的是一位患有阿尔兹海默症独居患者的"心中记忆"和"生命中不可思议的故事"。

上村奈津子女士从 1991 年起就一直在小笠原内科诊所就诊，时间久了，我们就喊她"奈津子"。

2005 年，奈津子的阿尔兹海默症发展到无法自行就医的地步，于是便开始接受居家安宁疗护，然而，她经常会四处游走，这种状况下再独自生活危险系数很高。因此我和看护员以及照护支援专员讨论后，觉得她到了该去专业照护机构的时候了。

2006 年的一天，我对她说："奈津子，按你现在的情况，可以考虑一下去住护理院啦。"听了我的话，奈津子脸色大变，说道："如果让我去住护理院，我就去跳木曾川河。"

"为什么要跳木曾川河啊？"

"打死我都不会去护理院那种地方的！到死，我都要待在自己家里！"

对此，我深感为难，于是联系到她的侄子。

"上村女士的阿尔兹海默症越来越重，经常会到处乱走，这样下去，出交通事故的概率很高，下一步该怎么办需要做个决定。"

"就按姑姑的意愿来吧！作为她的监护人有事我会负责。"

就这样，我们按照他们的意愿，继续提供居家安宁疗护服务。

一晃，奈津子接受居家安宁疗护已过四个年头，她的阿尔兹海默症日渐严重，不过，因为她每天都会四处溜达，所以腿脚还算不错。

2009 年 3 月，前面提到过的社会学家上野千鹤子女士随我一同出诊。面对上野女士的问候，奈津子一点笑容也没有，问她问题，也都置若罔闻。

过了一会儿，大家一起拍照。面对初次见面的上野女士，奈津子的表情一直非常僵硬，但她在和自己熟悉的看护员合照时，脸上却漾满了笑容。从对陌生人明显存有戒备之心这点上看，阿尔兹海默症患者可以说是相当诚实的。

然而，令人伤心的是，她竟把我这个为她看了 20 多年病的主治医生给忘了。当我把听诊器贴在她胸口时，被她生气地骂成"流氓"！过了一会儿，当她意识到是听诊器后，才露出笑容，说："啊，原来是医生啊！"

奈津子在结婚仅仅一年零三个月时，丈夫就去打仗了，并且一去未返。收到阵亡通知书和遗骸的奈津子虽然清楚丈夫已逝，但在内心深处还一直守候着他。奈津子曾对我说："60年来，我一直坚守着女性的贞洁，仅有这一点是我的骄傲。"因此，只要被其他男性触碰，她就会出现强烈的排斥反应。

奈津子对丈夫爱意深重，她的心中一直藏有这样的想法：我要好好守护这个家！每天以饭供养菩萨、祈求丈夫平安，以便他随时都能回来看看。

就这样又过了3年，奈津子连最喜欢的外出散步也做不到了，只能在家里缓慢移动。当天气变得越来越冷时，他的侄子前来找我商议。

"小笠原医生，如果姑姑不下心掉下床，在地板上被人发现时身体都变凉了，那就太令人崩溃了。我之前劝过她去住护理院，可她把菜刀架在头上，狠狠拒绝了。姑姑这么想待在家里，我也想帮她达成愿望，所以拜托您再想想办法。"

"那我们就采用夜间镇静吧！通常，用这种方法要征得患者本人同意，但你姑姑患有阿尔兹海默症，听不懂，更没法确认，这种情况下，就需要有家属或监护人的同意。"

"如果晚上能让她安睡的话，我们也会放心些。那就拜托您进行夜间镇静吧！"

在取得奈津子侄子的同意后，我们开始为她进行夜间镇静。

1个月后，奈津子卧床不起了。她的侄子提出："姑姑有养老金和存款，希望夜里也能有人陪护她。"

于是，我们在住家保姆到来之前的 4 天里启动了 24 小时巡回护理。所谓"24 小时巡回护理"，就是指每天 6 次、每次 30 分钟的照护服务。

巡回护理的最后一天，当班人员是奈津子最喜欢的看护员。那天半夜 12 点，看护员到访时，看到奈津子的体位与往常不同，正面向着佛龛方向沉睡。在完成工作准备离去时，她发现奈津子已经停止了呼吸。奈津子在最喜欢的看护员在场时与这个世界作别了。

住家保姆第二天就要到岗，这天是奈津子与看护员的最后相处之日——患有阿尔兹海默症又处于昏睡状态，奈津子是不可能知晓这些的。一切只能解释为奈津子在向她最爱的看护员道谢后，才出发前往丈夫身边。生命，有时就是这样不可思议！

照顾阿尔兹海默症患者，家属是非常辛苦的，因此，要注意避免过度劳累。我经常会对家属说："阿尔兹海默症患者经常会闯祸或出现被害妄想，家人会疲于应对，有时甚至想对他们发火。可是患者本人并不知道自己做错了事，所以不知道为何被说。这是因为患者正在急速老化，他们会像婴儿一样将不能吃的东西放进嘴里，像幼儿园的孩子一样做恶作剧，有时也会像成人一样散步（到处游走），而这些症状都是**阿尔兹海默症的典型表现**。如果家人只是看到患者显现出的成人一面，当然很难容忍他们的"小孩"行为，就会生气。正因为是家人，所以才会想尽办法照顾他们，但是，也要让自己有喘息的时间。在感到精疲力竭之前，不要犹豫，把剩下的事交给护理师或看护员吧！要知道"想照顾好别人，必须先照顾好自己"。

即便患有阿尔兹海默症，病人也是有自主意识的，并不是得了病就忘记了一切。像奈津子一样，那些重要之人和想见之人总会被牢记在心底。

上村奈津子女士的故事让我深刻地体会到：那些我们不能目睹的意识，那些在周围人的帮助下得以延续的生命个体，有时真的能主宰离世的时间，让人感受到生命的不可思议。

上村女士去世前 3 个月的自付额

		1月(31天)	2月(28天)	3月(17天)
医疗保险	医生	64,480 日元	67,670 日元	200,920 日元
	药费	14,200 日元	12,200 日元	11,600 日元
	护理师			61,300 日元
	小计	78,680 日元	79,870 日元	273,820 日元
	自付额	7,860 日元	7,980 日元	8,000 日元
照护保险	护理师	9,710 日元	31,000 日元	
	看护员	296,290 日元	275,000 日元	227,380 日元
	居家疗养管理费	2,900 日元	2,900 日元	2,900 日元
	小计	308,900 日元	308,900 日元	230,280 日元
	自付额	30,890 日元	30,890 日元	23,028 日元
自费	看护员	36,820 日元	42,310 日元	
	交通费			150 日元
	死亡诊断书等			20,000 日元
	小计	36,820 日元	42,310 日元	20,150 日元
	合计	424,400 日元	431,080 日元	524,250 日元
	实际自付额	75,570 日元	81,180 日元	51,178 日元

★医疗保险的自付额，后期如果适用老年人医疗限额以及持有标准负担额减额认定证，居家的情况下，则以一个月 8000 日元为限（当时的金额）。

我是那个世界上最幸福的人

户田静子　78岁，女性

病　　情：呼吸衰竭、非典型分枝杆菌病

家庭成员：独居

下面跟大家分享的故事要从静子女士去世的5年前说起。彼时，她的丈夫正接受着居家安宁疗护，并最终在家中过世。

静子的丈夫患有胰腺癌，因为想待在家里，便接受了小笠原内科诊所的居家安宁疗护服务。当时，静子一边经营着自己的生意，一边照顾着丈夫。她的丈夫对于能在家中走完最后一程感到十分满足，带着对妻子的谢意，他在纸上写下："我是全日本最幸福的人。"之后，才离开了人世。

5年后，住在附近的静子的女儿又找到我。

"小笠原医生，我妈妈因为呼吸衰竭必须得去医院了，但是她说她也不要去住院，希望像我父亲那样待在家里辞世。我父亲最后那段日子真的很幸福。虽然我也知道居家安宁疗护很好，但妈妈是一个人生活，所以我还是有些担心。"

"没有问题的。即便一个人住也能在家中生活到最后，我们会帮她解决疼痛以及相关的问题，她可以在家里做自己喜欢的事、愉快地去生活。想来，你妈妈一定特别希望留在这个充满与爸爸共同回忆的家里，既然这样，帮她实现愿望才是最重要的。任何时候只要你妈妈想去住院，都可以马上送她去，尽管放心好了！"

取得静子女儿的同意后，我们开始为静子提供居家安宁疗护。在此之前，静子一直需要吸氧，在接受居家安宁疗护之后，每当难受她便会喝上吗啡红酒，日子变得开心起来。

在接受居家安宁疗护一年后，静子健忘的情况越发严重，出现阿尔兹海默症的症状。又过了一年，旧病引起的咯血和肺炎反复上身。最后，静子无法行走了，只能待在家里。

见妈妈卧床不起，静子的女儿非常忧心，甚至怀疑让妈妈一直居家的决策是否正确。

但就在无法下床的第二天，静子对前来看望她的女儿说道："我是世界上最幸福的人！谢谢你，孩子。无论什么时候死掉，我都没有任何遗憾。"

静子这番话，完全出乎她女儿的意料："听到妈妈对我说，她是世界上最幸福的人，我真是太高兴了！当时，我还逗她——'妈妈，您是世界第一，那是超过了爸爸的日本第一了吗？'说完，我俩都笑了。那天，我还第一次跟妈妈道谢，谢谢她养育了我……"

两天后，静子在家人的陪伴下安然离世。

"能够陪伴妈妈在家里走完最后一程，我感到很骄傲。""头七"之后，静子的女儿来到诊所，她看上去神清气爽，脸上充满喜悦。

"最后时光想在家中度过"，即使病人提出了这样的请求，但大多数家属还是会以"独居"为由加以反对，其中最主要的顾虑就是"如果半夜一个人死掉了怎么办"，很多人为此担心，觉得要是一个人死去，那实在是太孤独了。

但是，试想一下：换成在医院里半夜死去，难道就不孤独了吗？要是患者因为难受而发出呻吟，很快就会被夜间巡视的护士发现，一旦生命体征出现异常，就会喊来医生进行抢救。但是，这种抢救并不是那种能让患者延年益寿的"治疗"，而是让患者在家属抵达之前还能有口气所施以的**"延命措施"**。对于临终患者而言，这么做无疑非常残酷且徒增痛苦。

既然如此，还不如让患者待在自己期望的处所，即便在没人陪伴的情况下离世，那也不是孤独死，而是一场满意的告别。

重要的并非死亡的那一刻，而是在活着的时候。

如果能做出患者和家属都认为"这样实在是太好了"的选择，真正达成所愿，就会像静子母女那样，不论是生者还是亡者，都能深切体会到何谓"充满希望、心满意足、毫无牵挂"的死亡。

即使不是自己住惯的家也可以

谷 秀 子　65岁，女性

病　　情：乳癌、多发性骨转移

家庭成员：独居

如果不在自己住惯的家里，是否就不能接受居家安宁疗护了呢？下面分享的，是特地搬到我们诊所附近居住的谷秀子女士的故事。

秀子家住爱知县名古屋市，因罹患乳癌，多次住院进行治疗，但癌细胞最终还是转移到了骨头，她因此备受疼痛折磨。

由于秀子以前在电视上看过居家安宁疗护的介绍，因此便来诊所咨询相关详情。

"小笠原医生，我真的无法忍受医院里的那种沉闷气氛，病友们看上去全都无精打采、痛苦不堪。一想到自己早晚也会像他们一样在哀愁中痛苦死去，我心里就堵得慌，所以就出院了。"

"嗯。沉重的气氛确实令人生厌！谁都喜欢自由的空气。"

"是啊！我以前看过您的节目，也希望能像里面介绍的那样，通过居家安宁疗护，没有痛苦、开朗地生活下去，过完我的余生。"

"嗯，我觉得没有问题。"

"但是，我家住在名古屋市，离您这里有点远。"

"哦，确实远些，不过我可以和当地医生协作，一起为您提供居家安宁疗护。这一点请放心。"

"太感谢您啦。我一个人住没有什么牵累，要是搬到咱们诊所附近的话，您能帮我一直看诊到最后吗？"

"当然可以。"

于是，秀子马上和我们诊所的护理师一起找房子，最后租了一间诊所附近的公寓。

不过，秀子又跟我商量："小笠原医生，租到公寓以后，我的心就变踏实了，心情也大好，所以我想延期搬家，请让我和先前一样自行前来看诊好了。"

于是，秀子就和以前一样，坐 1 小时的车从自己家来诊所接受安宁疗护。她每月会过来拿一下药、打唑来膦酸（一个针对骨转移的药物）点滴，同时接受心理疗愈。有了这些干预，笑容又回到了秀子脸上："小笠原医生，我真的不疼了呢！"

就这样过了一年零五个月，秀子又告诉我一个实情："其实，我之前就有腹股沟疝，我原以为癌症会让我很快死掉，就没去管它，但现在我的身体状况转好，我想做手术解决这个问题。"

"原来是这样啊。那就做吧！"

于是，秀子住进名古屋市的医院，接受疝气手术。

然而，手术过后，秀子总觉得胃不舒服、肚子疼痛。医生给她做了胃镜，发现她竟然患有弥漫浸润性胃癌。秀子拿到结果虽然很吃惊，但仍然没有选择住院，依旧像从前一样来诊所看诊。

3 个月后的一天，秀子对我说："医生，现在我吃不下饭，肚子被腹水胀得鼓鼓的，还疼痛不已，接着来诊所真的很困难了，您看能不能给我转成居家安宁疗护？我会搬到一年半前租的那间公寓，可能要麻烦您来家里替我看诊了。"

秀子于是搬进了公寓，开始接受居家安宁疗护。这样，过了一个月后，秀子突然问我："医生，我还能活多久呢？"

"如果……情况急剧恶化，可能不到 3 个月吧。"

"哦，明白了。我不想在死后还给我的兄长添麻烦。我打算马上委托 NPO 法人和律师安排死后事宜。"

• 将遗体搬出公寓时，要避免他人看到，用屏风类物品遮挡。

• 希望搭乘黑色灵车。

• 无需守灵、举办葬礼以及后续法事。

• 希望将骨灰放在纳骨室。

• 写好生前预嘱。

以上所有事情安排妥当，秀子放下心来，在梅花盛开的季节，她迎来了最后的生日。

当天，秀子房间里聚集了十多名医护人员，大家献花给她，还唱了祝福的歌，畅聊了一个多小时。

"真的太谢谢了。小笠原内科诊所的居家安宁疗护，特别是居家护理师为我所做的一切真的非常了不起！"秀子大加感谢并赞许了我们的工作。

到了3月，医护人员去公寓抽腹水的次数增多了。

一次，秀子对我说道："医生，每当我肚子被积水胀得硬邦邦时，就什么都吃不下，但抽完腹水，我就可以喝上杯啤酒，这个时候的啤酒味道无与伦比。咱们一起喝一杯吧！"秀子一边和我喝着，一边聊起了往事。

"25岁时我就离婚了，不久，就得了乳腺癌，动了手术。从那时起，我就放弃了对女性身份的认同，变成一个工作狂，也赚了一些钱。但是，比起一个人喝酒，还是两个人一起畅饮才更美好啊！"

一天，当我又去出诊时，秀子兴奋地对我说："小笠原医生，我又直呼我兄长为'哥哥'了！时隔40年没有这样叫过他了，我仿佛又变成那个可爱的小妹妹，就像童年时那般纯真。实在是太开心了！"

看到秀子喜之不尽，我也由衷替她高兴。

"真是太好了。你哥哥一定也很喜悦。"

"医生这个职业真好！不仅能给人带来幸福，也能贡献于社会。我也好想成为这样的人啊！"

"秀子可以把这段时间的生活感悟告诉给更多的人啊！"

"对啊！就算什么都不会，至少还有这个办法。那就请您把我的故事分享给大家吧！"

接着，秀子又对我讲了许多人生往事和当下的想法。

到了 4 月，秀子已经走不动了，这时她提出了下面的希望。

"我想成为您之前说过的那种'睡美人'。另外，我还有存款，想请一位保姆来照顾我。"

或许是因为有居家安宁疗护、"夜间镇静"，以及保姆的贴身陪伴，秀子感到十分安心。一天睡前，她请保姆拿了些冰块，一边嚼得嘎嘣作响，一边微笑着说："这个好好吃。"就这样，秀子在自己找到的安心归所里，在毫无苦痛的状态下，开朗地过着最后的日子。

又过了几天，大家讨论着"秀子女士快要到离世的时候了"，这时 THP 提出一个建议："小笠原医生，马上就到樱花季了。秀子女士曾说过想去看樱花，不如，我们帮她实现这个愿望吧！我们来制定一个赏樱计划。"

"好啊。你有什么好主意吗？"

"附近小学的樱花很漂亮。我们可以借把轮椅，大家一起抬的话，过门口的楼梯不成问题。"

准备工作完成后，我们迎来了赏花的日子。

在盛开的樱花树下，秀子高举双手，开心地笑道："哇……实在是太美了！"

直到现在，我仍然忘不掉当时秀子脸上那灿烂的笑容。

在樱花凋零的几天后，在特地为接受居家安宁疗护而租借的公寓中，秀子女士充满希望、心满意足、毫无牵挂地安详离世了。

秀子死后，NPO 法人和律师按照她的意愿安排了后事，其中，只有一个内容没有原样照办，那就是"不想给别人添麻烦，无需守灵、举办葬礼及后续法事"这项。

虽然秀子女士的兄长并没有为她举办葬礼，但还是请来僧侣为妹妹送行。身为遗属，会认为这是理当要做的事吧。

在这之后，秀子的兄长也为她办了"头七""中元节"，以及周年祭的法事。这些仪式可谓是实实在在的哀伤抚慰，让生者有机会在生、老、病、死的自然规律中驻足，凝视生命的另一种存在，珍惜彼此这份尘缘。

居家安宁疗护中的"居家"是指"在家里"，但这个"家"**并非只局限于"自己家"**——无论身处何处，即便是在租借的公寓或养老院，**只要当事人觉得这里是可以安放身心的地方，是到最终都想要待的居所，那么它就是一个再好不过的疗愈空间，就是"家"了。**

只有待在自己选择的"家"里，待在自己真正心仪的地方，才会让人感到"好像在天堂一般""现在的我最是幸福""无论活着，还是死去，一切都是最好的"。

我们的出生地，都是用街道名和门牌号来表示的；而死亡之地，则是我们作为人类为自己最后的存在所自主选择的那个居所。"居所定下来，心便会安定下来！"这个地点的存在，会让那些在别人的帮助下得以延续的生命，心境平和而幸福，无比超然且喜乐。

这样的居所，就存在于我们的日常生活当中。正因如此，当事人才能在自主的生活状态下，充满希望、心满意足、毫无牵挂地死去。

团队合作在居家离世中至关重要

山北房惠　94 岁，女性

病　　情：心力衰竭、房颤，装有心脏起搏器

家庭成员：独居

　　读到此处，我想大家已经明白，想让患者在家中安稳且愉快地度过最后时光，各种人员间的合作必不可少。本篇，我将向大家详细介绍在实施居家安宁疗护的过程中，相关人员要以怎样的方式进行协作。

　　2016 年 6 月 27 日，山北女士的女儿来到诊所咨询。

　　"小笠原医生，我母亲因为吸入性肺炎住进了医院，可她却一直想回家。虽然肺炎已经治好了，但因为住院太久，感觉她都快卧床不起了。我妈妈一个人生活，这样让她回家能行吗？"

　　"嗯，我觉得没问题。"

第二天，山北便紧急出院了，并开始去日间照料中心。山北喜欢聊天，除了每周去日间照料中心4次，还接受我们为她安排的1天1次的居家看护、每周1次的居家护理，还有每月2次的居家诊疗。这样，她天天都有机会与人聊天，日子过得相当开心。

可是，在出院两个月后，山北又患上了吸入性肺炎，不过，这次她执意不去住院，只想待在家里。

大家是不是觉得患上吸入性肺炎就等于必须得住院呢？其实，即便不住院，也是可以治好它的。

咽下食物或液体的动作，称为吞咽。大多数的吸入性肺炎，是由于患者在吞咽时，食物误入气管，与唾液等一起流入肺部而引发的。

对于患有吸入性肺炎的患者，医院基本上只会使用抗生素治疗。抗生素对唾液中的细菌确实有效，但却无法治疗由异物引起的炎症。"皮质类固醇"能强力消炎，但长期使用会导致免疫力下降。由于住院的患者中，许多人此前已经在使用皮质类固醇药物，因此医生在用量上会有所控制，这也使治愈吸入性肺炎的时间延长，大概需要两周左右。

不过，小笠原内科诊所的居家安宁疗护只要一周就能治好这个病。那是因为我们从异物引发肺炎的那刻起，就同时使用抗生素和具有强力消炎作用的皮质类固醇——甲强龙注射剂。当然，还有一些药物控制炎症也不错，但正如第二章《我想再为自己拍一次遗照》中所说明的，我认为甲强龙注射剂在控制炎症方面最为适用。

我告诉山北和她的家人："住院治疗，治好吸入性肺炎需要两周，但如果是居家安宁疗护，只需要一周时间。"他们了解后，决定居家治疗。

于是，居家护理师就每天上门为山北打点滴，**ST（语言治疗师）**这时也参与进来为她提供帮助。语言治疗师是专业康复人员，专门为说话、听觉、进食方面有障碍的人提供训练、指导和帮助。

小笠原内科诊所的语言治疗师在吞咽障碍方面经验非常丰富，甚至还出版过这方面的专著。她专门对山北、山北家属，以及居家护理师就如何避免误吸进行了指导和训练。之后，山北又可以正常饮食了。

然而，山北又患上了褥疮。褥疮是因为长期卧床，局部皮肤组织长期受压并最终导致溃烂或坏死。

对此，照护支援专员在"THP+"上这样写道："山北女士皮肤破溃，日间照料中心为她贴了敷料。

收到这则消息的 THP 在晨间会议上就山北的褥疮进行了讨论，并向 WOC 护理师做出指示："进行护理时，请一并评估褥疮的情况，并考虑下一步如何干预。"

WOC 护理师是"皮肤与排泄"方面的认证护士，具有处理褥疮、伤口、人工肛门、失禁等问题的专业知识和技能。

具有 WOC 资格认证的这位居家护理师，在上门为山北护理时，对她的褥疮做出了如下评估："山北女士的褥疮，可以贴 Duoactive（一种水胶体敷料），此外，她的床垫还是健康时使用的那张，硬了一些，可以考虑换成减压床垫。营养状况不佳，需要营养师跟进。"

依据 WOC 护理师的报告，我们调整了人员，新增了一支包括医生、护理师、营养师在内的营养支持团队。像山北这样的高龄人士，进食量原本就很小，如果营养再跟不上，褥疮便很难愈合。在 WOC 护理师处理了褥疮、更换了床垫，营养师也进行了积极的营养干预后，山北的褥疮得以痊愈，此后再没有复发。

除此之外，我们也会根据患者的情况，让牙医和口腔卫生专业保健人员参与进来。阿尔兹海默症以及因高龄导致喉部肌肉松弛的患者，在睡觉时唾液一旦误入支气管，就会停留在支气管中形成细菌迅速繁殖，从而引起吸入性肺炎。

不过，通过刷牙和口腔卫生护理，可以预防吸入性肺炎，避免遭受相关痛苦。如果患者无法自行去看口腔科，牙医和口腔卫生保健人员也可以上门看诊，并可以与居家护理师们合作。通过口腔保健来预防吸入性肺炎，不仅能让患者免受病痛折磨，还能有效降低医疗经费，可见口腔科的介入是非常重要的。

进入 12 月没多久，山北再次身患吸入性肺炎。这次我们给她吸氧并打了点滴，强化居家安宁疗护。这样，她的健康状况再度好转，又能去她喜欢的日间照料中心了。

到了 12 月 28 日，山北的身体指标显示她处于随时可能离世的状态，即便如此，她还是去了日间照料中心报到。因此，THP 便联络和嘱咐那里的工作人员："即使山北出现了异常情况，也不要叫救护车，请马上给小笠原居家照护站打电话。"

当天，山北在日间照料中心又度过了愉快的一天，平安地

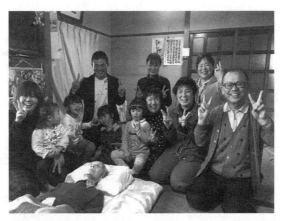

山北离世后，家人们含泪微笑着比出了"V"。这真是"可喜可贺的临终"啊！

回到家。

在接到山北即将离世的讯息后，29日，她的女儿、孙子、曾孙等众多家属纷纷赶了过来，但山北这个主角却不在家！她去世的当天，竟然还在日间照料中心享受着与人交流的那种快乐。

满足地从日间照料中心回家的山北女士，当天晚上在亲人的围绕下安详地辞别了人世。

"即使一个人住也能在家里度过最后的时光，真的是太好了！"山北女儿如是说。上面的照片，是当天在场的山北亲属，以及我、居家护理师、照护支援专员，大家围绕着山北女士拍下的。当时气氛非常温馨，不能理解死亡为何物的孙辈们，还用手比出爱心，开心地嬉戏着。

现在，我们仍处于这样的习俗下：有人去世时，人们要表情肃穆、流着眼泪，相互间说着"请节哀"，露出笑容则是对死者的不敬。但是，这真的是离世之人所希望的吗？

倘若是因为交通事故等意外事件而突然离世，他们的亲人一定会充满悲伤、无比遗憾且懊恼；然而，如果离世的人能走得充满希望、心满意足、毫无牵挂，即便离别是伤感的，家人却依旧可以笑着相送。这，便是"可喜可贺的临终"。

山北的故事让我们看到，要实现这个期许，团队合作在整个居家照护过程中至关重要。

第四章

————

亲人刚刚离世，
家人也能笑着比『Ｖ

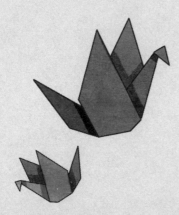

母亲走了，你觉得很欢喜吗？

水野千惠　66岁，女性

病　　情：肺癌、脑转移（预计生存期 1 个月）

家庭成员：与小女儿同住（白天独自在家）

患者辞世后，我们常见其家属围在遗体面前痛不欲生，或有人哭诉不止："你遭了这么多罪，一定很痛苦吧！"内心的思念与遗憾好像只能通过哭喊表达。在医院里，这种景象可谓司空见惯。

本篇中，我想要和大家分享的，则是我第一次经历亲人刚刚离世，遗属就能笑着比"V"的故事，这在当时，让我的内心受到了极大的震撼。

水野女士罹患肺癌，已经发生脑转移，医生告诉她只剩下一个月的寿命了。水野的大女儿听闻消息，立刻从婆家所在的冲绳赶回老家。在医院里，她目睹了母亲紧紧抱着床栏痛苦不堪的样子。

久违之下，看到原来那个温柔平和的母亲被癌痛折磨得样貌全失，大女儿备受冲击，决意要想办法帮母亲摆脱痛苦。在和妹妹商量后，他们决定转院。

当小女儿前往她们决定要转入的那间医院时，那里的"癌痛护理"认证护理师告诉她："与其转到这儿，还不如去小笠原内科诊所咨询一下居家安宁疗护……"

2009 年 3 月 23 日，水野的小女儿来到诊所，见到我开口便问："小笠原医生，请问什么是居家安宁疗护啊？"

"居家安宁疗护就是帮助患者消除疼痛，让他们开心、自主，能活得更久，并达到平安离世。"

我列举了许多真实案例，向她做了详细说明。

听完我的解读，小女儿说："小笠原医生，我母亲深受疼痛折磨，请您想办法消除掉她的疼痛吧！"

于是，THP 马上为水野女士安排了紧急出院。

下面就是水野女士从紧急出院开始，直到 1 个月后去世这段期间所进行的居家治疗的经过。

3 月 24 日出院，开始接受居家安宁疗护。注射了甲强龙注射剂和吗啡，居家护理师还为她做了足部按摩。通过这些措施，水野的疼痛得以消除。

3 月 25 日，水野的脸上又泛起了笑容。

进入 4 月，水野女士的精神面貌已经恢复到令人吃惊的地步。

4 月 4 日，水野和女儿一起去了樱花盛开的木曾川河畔，享受幸福的时光。

4 月 10 日，我前往家中看诊时，水野怀抱爱犬，看上去很开心。

4 月 21 日，水野女士在家除草，和女儿们愉快地聊天，开心地度过了一天。

然而，体力极限终于还是到了。

4 月 22 日，无法步行外出。

4 月 23 日，卧床不起。

4 月 24 日早上 9 点，辞世。

水野女士一直舒畅地在家生活到无法行走为止，等到卧床不起后，很快便平安地离世了。这正是居家安宁疗护的目标：在世时开心生活，去世时平静干脆。

我接到水野辞世的消息前往她家，水野的女儿一边流着泪，一边微笑着对我说："小笠原医生，谢谢您，我妈妈刚刚走了。"

作为留念，我们决定一起拍张照。水野的大女儿居然笑着比出了"V"字形手势，而且还是用双手比着。在场的人看到这种情景都大为惊讶。我不由地问她："咦，你为什么要摆出这样的手势呢？"

"小笠原医生，冲绳人在开心的时候，会比出"V"字形手势，非常开心的时候，就会用双手比这个手势。我用双手比，是因为妈妈走得真的很好！"

"母亲去世，你觉得很欢喜吗？"

"是啊！因为这是母亲生命里的最后一个月，而我马上也要生宝宝了，一周后就不得不回冲绳去。刚回来时，看到母亲在医院里哭嚎，被肿瘤折磨得不成人形，整日煎熬在痛苦中，我心里异常难受。一边想时时陪在她身边，一边又担心对胎儿不太好，所以探视时很纠结。如果母亲一直那样待在医院，肯定会痛苦万分地死去。但是，回家以后，她竟然又变回了从前的样子，又是那个温柔开朗的母亲了。这一个月，无论对我母亲，还是对我们家人，实在幸福而又珍贵。这样的结局太让人欢喜了。"

不久，水野的大女儿回到冲绳，平安地生下了宝宝。她给诊所寄来了一封信，内附的照片中宝宝非常可爱："宝宝的鼻子和姥姥的很像。我想妈妈在天堂也一定会为外孙的出生感到开心。"

在撰写本书的机缘下，时隔8年，我再次与水野的小女儿取得联系。电话之后，她给我发来了下面这封邮件。

4月24日是我母亲的忌日。在我不经意间又想起她的时候，恰巧您就打来了电话，让我倍感意外。

回想当初母亲住院时，她用微弱的声音不停地乞求："救救我……救救我！"可我们却什么都做不了！那真是痛苦的记忆……相比之下，我更经常想起母亲在接受您的治疗后，重新恢复了元气，甚至可以开心地享用猪排饭时的笑脸。

比起那些伤痛的碎片，我们也创造出了许多令我们终生难忘的美好记忆，这完全有赖于您的帮助。

我马上就满3岁的儿子也会时常双手合十，口中念着"阿弥陀佛"，感谢姥姥在天堂守护着我们。

自从有了小孩以后，我对生死问题的思考也逐渐多了起来。

我很羡慕母亲能够走得如此平静而干脆。真的非常谢谢您！

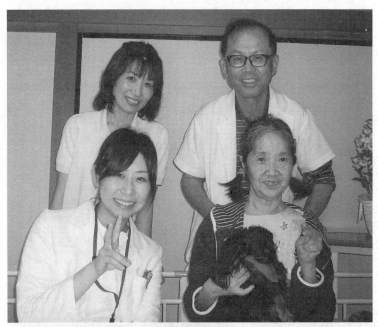

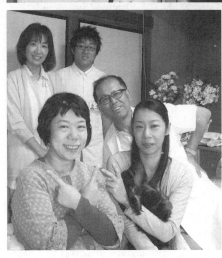

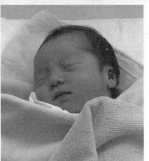

上图：抱着爱犬的水野和作者等人
合影留念。
左下：水野离世后，大女儿（左）、
小女儿（右）微笑着比"V"。
右下：大女儿寄来的宝宝照片。

离世时，有爱与咖啡相伴

根岸贵范　60岁，男性

病　　情：恶性淋巴瘤、多发性骨转移、肝转移、胰腺转移、骨髓浸润

家庭成员：与妻子、女儿、丈母娘同住

对于癌症患者来说，比起采取化疗，放弃化疗反而需要更大的勇气和决心。

一天，家住爱知县的根岸太太前来诊所咨询。

"小笠原医生，我丈夫10年来一直坚持积极化疗，但如今，他的身心都已到了极限。就在我们考虑今后该何去何从时，我的主治医生向我们推荐了您。您觉得我丈夫该怎么办为好呢？"

"您的丈夫坚持化疗这么久，一定很辛苦。如果他希望开心地度过剩余的人生并且平安离世的话，我们可以提供帮助。"

之后，我花了大约 1 个小时向她介绍了居家安宁疗护。

"谢谢您。不过我丈夫现在还在犹豫要不要停止化疗。我想和他与医院的医生再商量一下。"

几天后，我接到了根岸太太的电话，应邀前往他们家看诊。当时，根岸先生正躺在床上，见到我就问道："小笠原医生，居家安宁疗护到底是怎么样的一种方式呢？我想活得长久一点，所以十分犹豫要不要停掉化疗。"

"居家安宁疗护就是让您不仅活得更长久，而且没有痛苦，在世时开心生活，去世时平静干脆。如果医院的医生建议您'最好不要化疗了'，我想他的意思就是说即便化疗也不会起到什么效果了。"

"是这样啊……"

"……咦，你们家里挂了很多照片啊！是你拍的吗？"

"是的，我们夫妻俩都很喜欢旅行，我也喜欢摄影，所以就把照片装饰起来留念。"

"拍得真不错呢！"

"一边看着照片，一边喝着太太泡给我的咖啡，是我最幸福的时刻。"

我和根岸聊了 1 个多小时后，他终于下决心停掉化疗。

之后，根岸便开始接受居家安宁疗护。经过一段时间的治疗后，他脸上的表情渐渐平和起来，与和化疗做斗争时的痛苦模样相比，可以说是天壤之别。

然而，两个月后，根岸打来电话。

"小笠原医生，我的右手有点不好使了，舌头也往右拐，说话很吃力，连吃饭都很困难。我现在这个样子，是不是最好去住院啊？"

"如果你想住院的话，我会帮你写转诊单。但是，根岸先生的这些症状是因为癌细胞浸润所引起的，由于你无法做脑转移的手术和放射线治疗，所以我觉得住院也没有多大的帮助……**必须要放弃的时候，就要努力学着放弃**，虽然，这样做会很艰难。我现在就去看看你！"

接到电话的第二天，根岸太太在 THP+ 上留下了这样一段话。

"虽然放弃是很痛苦的，但是**不放弃，就不能向前走**。昨晚，我们夫妻俩哭了整整一夜，终于下了决心不再去医院治疗。做出决定后，人反倒变得轻松了。"

无法再进行任何治疗所产生的绝望感，以及要接受现实的那种残酷性，对于患者来讲无疑是重创。但是，在了解真相、直面现实后，根岸体悟到与其再做无用的挣扎，不如好好利用剩下的时间开心地活下去。有了这个心态上的转变，再加上注射甲强龙注射剂和止痛药等干预手段，笑容重回到了根岸的脸上。

一天早晨，根岸太太像往常一样，为丈夫泡好了他最喜爱的咖啡，当她问道"亲爱的，味道如何啊？"才发觉根岸已经没有了呼吸。当时，房间里正弥漫着咖啡的香气！根岸一边沉浸在好闻的咖啡香气里，一边与妻子度过了在一起的最后时光，平静地离开了人世。

大约两个小时后，我赶到根岸家里，当地的居家护理师正在跟遗属谈话。

几天来一直在下的雪已经开始融化，根岸躺在床上，朝阳把整个房间照射得明亮而温暖。

"根岸先生好像是在微笑啊！"我不禁说道。

"是啊！我丈夫能够走得如此平安，真的是太有福气了！非常感激您这一段时间的关照。"根岸太太一边流着泪，一边微笑着对我说。

"闻着咖啡的香味儿去世，真的是太好了！"

"虽然他刚刚走，我也还在流着泪，但心里却是满满的欢喜。"

"既然如此欣慰，那就拍张照吧！"

"好啊。啊，得请您稍微等一下，我去化下妆。"

一旁的老母亲看得有趣，带着笑说："我活了80年，还头一回看见人走后，有人能比出"V"字形手势。"

根岸太太边擦泪边笑着回道："我哭的时候很难看的，妈妈，您自己化了妆，太狡猾了。"

为了家人，想尽可能多活一些时间，根岸先生试遍了各种可能有效的化疗，饱受副作用的折磨。眼见他经历千般苦痛，家人的内心也备受煎熬。然而，在最后的日子里，根岸选择了接受居家安宁疗护，最终得以微笑着离开人世。

对于那些做化疗有希望治愈的患者，采取化疗肯定是必要的。但是，就目前的情况来看，很多患者即便知道做化疗没有效果，却仍然接受化疗。

我认为，依赖化疗的人主要有两种。

一种人并未正确掌握自己的病情，相信接受化疗就可以治好自己的癌症；另一种人则是知道没有治好的希望，但还是想做点什么，如果不做任何治疗，心里就会很焦虑，觉得只要接受了一些治疗，说不定就会出现奇迹——癌症被这样治愈也完全可能。

无论是哪一种人，倘若选择了无效的治疗方式，最终，都将成为悲剧。

当你拿不定主意的时候，建议你去问问主治医生："如果您的家人和我处在同样的境遇，您会推荐他做治疗吗？" **打听出医生的真心话**，对患者来说至关重要。

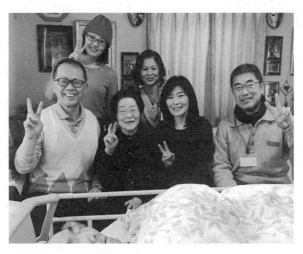

安详离世后，面带微笑的根岸。
根岸太太、女儿、岳母，大家笑着比"V"。

在喜爱的歌声中醒来的生命

野口俊一　81 岁，男性

病　　情：结肠癌，肝转移

家庭成员：与妻子同住

在有"强烈求生意志"的癌症患者中，有的人除了接受化疗，还会寻求民间疗法或者求神拜佛以祈求生命得以延长，他们抱着"不做点什么就会死掉"的心理，坚持求生，不肯放弃。

本篇中，与大家分享一位过度依赖治疗的患者，在接受居家安宁疗护后临终前发生的奇异故事。

2016 年 7 月，野口先生来看安宁疗护门诊。

"小笠原医生，我半年前做了结肠癌手术，可癌细胞还是转移到了肝脏。由于不能过多化疗，所以作为替代疗法，我每三周会去关东接受一次特殊饮食疗法。"

"这么远啊！您医院的医生是怎么说的呢？"

"医生说我的癌症复发了，并且发展很快，即便上化疗，也不会有什么效果。如果无论如何都想化疗的话，可以小剂量用一点。所以，我现在接受着极小剂量的化疗，正因为这样，我才去寻求替代疗法。"

"原来是这样啊。那您怎么会想到来我们诊所呢？"

"是医院的医生建议我最好接受安宁疗护，所以我就前来咨询一下。"

"如果化疗有效的话，当然应该化疗，但是如果只用小剂量，我建议还是停掉比较好。不过，这是之前您和医生共同做出的决定，所以再跟那位医生好好商讨一下吧。但是，如果我处在您这样的境遇，是不会再做化疗的。"

"这样啊！可是……如果停掉化疗，我可能就会死吧？"

"野口先生，您要不要先在安宁疗护门诊试试看？如果较早开始接受安宁疗护的话，也会有延长寿命的效果呢。"

野口边听边频频点头，但他依然无法下决心停掉化疗。之后，他每月会来诊所1-2次。

有一天，我问野口："你现在定期去医院和我们这里，每个月还要去关东，这样跑会不会很累啊？"

"就是很累。但一想到不这样做可能就会死掉，我哪敢停下来啊！"

"这样啊！我觉得光是安宁疗护就可以帮你延长寿命了。要不，你再跟医院的医生商量一下怎么样？还有，你要好好睡觉，注意保暖，保持身心愉悦，乐观开朗气血也会和畅，这些对你都很有用。千万不能太劳累啊。"

即便我反复叮嘱，野口每次来诊所时还是一脸疲惫。

"有好好睡觉吗？一直皱着眉头，是不是太累了啊？"

听我这样问，野口叹了口气："是啊，真的好累啊，感觉精神都要崩溃了，但我还是下不了决心停掉化疗。"

这样的对话反复过好几次。在门诊接受安宁疗护 5 个月后，12 月时野口终于体力不支，无法再自行去往各处就诊。他这才下了决心停掉化疗，专注于接受居家安宁疗护。

当时，野口太太担心地对我说："小笠原医生，我完全不知道怎么照顾我丈夫啊！"

"不会照顾病人也没有问题的。您只要做到：早上起来说早安，晚上睡前说晚安，还有，记着接打电话就行了。因为居家安宁疗护不仅能帮助您丈夫没有痛苦，而且还能活得更长久，让他活着的时候开开心心，走的时候平静干脆。"

听我这样说，野口太太放宽了心。

开始居家安宁疗护的野口，经治疗后疼痛很快消失，又可以像从前一样自己走路了。于是他提出：不要照护床，也不需要看护员。在完全用不上照护保险提供的服务项目的情况下，他与家人一起迎来了新年。

在野口接受居家安宁疗护一个半月后，分别的时刻终于临近了。

1 月 22 日，野口开始扶着东西走路。

1 月 23 日，开始爬行。

1 月 24 日，卧床不起。

当我接到野口卧床不起的消息后，便前去看诊。野口太太一见面就告诉我说："小笠原医生，我丈夫一点声音都没有，一直在睡觉。"

我上前摇了摇野口的肩，并俯身叫他，但他毫无反应。

"真的呢。野口先生已经失去了意识，没有痛觉了，血压也在下降，看来身体状况在急速恶化，估计快要到离别的时间了。"

"小笠原医生，我丈夫真可以像您说的那样走得平静而干脆吗？我需要再做些什么呢？"

"您什么都不用做。我们会给他插上尿管，再请看护员过来。3 小时后，照护床就会安置好，尽管放心。不过，人走时最后一个丧失的才是听觉，所以您尽可以和他说说话，或者放些他喜欢的歌给他听。"

"这样说来，我丈夫最喜欢石川小百合的一首歌，我们去青森时在旅馆里听到的，很有名。"

居家护理师马上用平板电脑搜了起来。"是《津轻海峡·冬景色》这首歌吗？"得到肯定的回答后，我们就把这首歌放给野口听。

过了一会儿，不可思议的事情发生了。野口的手竟然动了起来，还睁开眼睛唱起了这首歌。看到这个情景，在场的所有人都震惊了。

我挠挠头，开玩笑地对野口说："刚才我大声叫你，你没有任何反应，结果一听到《津轻海峡·冬景色》，竟然就唱了起来，这可不太好吧！哈哈哈……"

听我这么说，野口便缓缓道出了内中缘由。

"小笠原医生，我呢，为了供两个小孩上大学，就把自己的梦想放了一边。不过，当我去青森时，听到这首歌，眼泪情不自禁地就掉了下来。我甚至也从来没跟太太提及过这个心愿——其实，我一直很想住在深具北国气息的札幌。"

次日，也就是野口先生卧床不起的第二天，他平静地离开了这个世界。

我把前一天录制的视频放给赶回来的野口儿子看，并跟他们描述了当时的景况。

"令尊听到《津轻海峡·冬景色》后，竟然唱了起来。他走前还神采依旧，离世也干脆平安，一切都是最好的安排！"

野口的儿子惊讶而喜悦，流着泪笑着对我说："从没听父亲说过他喜欢《津轻海峡·冬景色》这首歌，原来还有这么一段

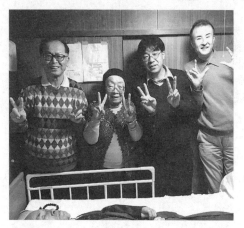

野口辞世后，他的太太、儿子、安宁疗护部长及作者微笑着比"V"。

往事啊！他在世时能开开心心，去世时平静干脆，没什么比这更让人欣慰的了，真的是太好了！

之后，大家一起拍了上面的照片。每个人的笑容都很灿烂！

如果你不想陷入过度依赖治疗的怪圈，让自己享受到真正需要的医疗，有件事情是必须要认识到的，那就是抛弃对医院的简单信奉。作为患者，当然要信任医院和主治医生，但是，如果对医院或主治医生的话全盘照收，则会丧失自主判断，做出不尽人意的决定。请务必要保持冷静、客观，听懂主治医生讲话内容中的深意。

这里告诉大家一个方法，来判断是否该采取化疗。

如果医院的主治医生跟你说"建议你一定要做化疗"，那么这时最好听从医生建议积极进行化疗。假如医生说的是"上化疗也可以，但是……要不要先等等，看看情况再说"，像这样让你自主进行选择时，往往意味着做化疗也是无效的。如果医生建议你"差不多可以停掉化疗了"，那么就该当机立断停掉化疗，这样做说不定还能活得更长久些。

很多人会觉得"如果不继续治疗就会死掉""坚持治疗才能活得更久一些"，然而，我认为，有些时候越多治疗越会短命。

包括本篇在内，我已经多次与大家分享患者"从卧床不起直到离开人世"的整个历程，下面的《离世之日将近的征兆》，便是我根据过往居家安宁疗护的经验，总结的患者离世时的常见表现，供大家参考。

离世之日将近的征兆

接受居家安宁疗护的照护后，大多数患者会依以下过程平安离世。如果能提前做好心理准备，无论患者本人还是家属都能平静地迎接临终时刻的到来。以下过程仅是常规情况，供大家参考。

① 14 天前……开始无法进食

② 7 天前……开始无法吞咽、无法行走、意识恍惚、睡眠时间加长

③ 6 天前……开始出现幻觉、幻听，或伴有失常的言行举止（谵妄）

④ 5 天前……呼吸变得不规则、气喘时伴有喉鸣声

⑤ 4 天前……开始无法排尿

⑥ 3 天前……无法说话，无法爬行

⑦ 2 天前……对于他人呼唤没有反应

⑧ 1 天前……出现臭味（铁锈般的血腥味儿）

⑨ 半天前……手脚变凉并呈紫色、血压下降

⑩ 离世当日……呼吸停止、全身变凉

※ 以上是我服务过的居家患者离世时的自然过程，每个人的情况均存在个体差异。如有任何担心，请随时咨询居家护理师，让我们一同安心陪伴亲人走完生命最后一程。

即便家人无力照护，也可以回家

❤

平野顺二　91 岁，男性

病　　情：肝癌、老年痴呆症、脑梗死（预计生存期
　　　　　数周）

家庭成员：和妻子、儿子同住

患者之所以会对出院犹豫不决，其中最常见的原因就是
"不想给家人添麻烦"或是"担心家人无法照顾自己"。不过，
这种因为没有照护能力就无法回家的障碍，在照护保险制度实
施之后已经得到了解决。

这里，我要跟大家分享一个"不想给家人添麻烦的丈夫与
无法照顾患者的妻子"的故事。

2016 年 10 月 12 日，平野太太和平时不住一起的女儿同来
诊所咨询。

"小笠原医生，我父亲患有阿尔兹海默症，另外还有肝癌。他将在 10 月 17 日出院，之后想来您这里看病，以后要多多拜托了。"

然而，就在出院日的早上 9 点，平野先生的女儿给 THP 打来电话。

"我父亲的黄疸这几天急剧恶化，昨天，医院的医生跟我们说，这种状态下是没办法出院的，得等他好一点儿后才能办理手续。很抱歉出院时间延后了，等到能够出院，我们再来诊所就诊。"

对此，THP 回应道："小笠原内科诊所可以接收任何状态下的患者。你们可以和院长再商量一下。"

听到 THP 这样讲，当天上午 10 点 30 分，母女俩又来到诊所。

"小笠原医生，我丈夫真的可以出院吗？我有腰痛的老毛病，无法在医院陪护他。但是，他要走的时候，我希望能陪在他左右。回家即便照料得不够好，但至少我可以守着他。"

一旁的女儿接着说："父亲再这样住下去，病情只怕会越来越糟，我们想尽早出院，但是医生觉得并不可行……"

"倘若延期出院，今后存在好转的可能吗？病情已在急转直下，这样下去可能离世之前都回不了家了。如果现在回去，说不定他的健康状况还能好转一点。要是你们确定让他出院，今天下午就可以办理手续。"

"啊？今天就能回家？那我们想马上出院。我这就跟医院的医生和护士们沟通一下。"

惊讶的两个人马上给医院打了电话。3小时后，平野先生得以紧急出院。

平野到家后，我便召集了他的家人、3名医生、4名护理师、临床宗教师、照护支援专员以及 THP 一起开了出院会议。顺便介绍一下，临床宗教师是专门倾听患者心声的宗教人士，属于志愿者，并不对患者进行传教活动。

我们正在房里开着会，但见一直躺在床上的平野突然起身并开始走动起来。就在大家目瞪口呆之际，他又把妻子跳日本舞用的伞撑了开来。目睹此景，大家都非常高兴，拿出相机与平野合影留念。

我们之所以如此惊讶，是因为平野之前得过脑梗死，右半身偏瘫，有行走障碍，加之出院当天，平野病情恶化，分明是用担架被人抬进家门的!

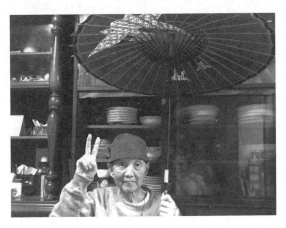

出院当天的平野，撑开妻子跳日本舞用的伞，比出"V"字形手势。

当天晚上，平野的女儿在 THP+ 上留下了这样一段话："与小笠原医生相遇，对我们家来说是戏剧性的转折。感谢您教会我们可以用理想的医疗方式送别亲人。"

平野又能走路了，还重返自己一向喜欢的日间照料中心，有时，还与女儿一起外出就餐，享受着幸福无比的居家时光。

11 月 16 日，平野的女儿来到了岐阜电台，参加广播节目《小笠原医生健康生活轻松谈》的录制，作为嘉宾，她在节目中与大家分享了这份喜悦。

> 主持人：请问您父亲在出院后，有什么变化吗？
>
> 平野的女儿：有啊！在医院里的时候，感觉父亲始终活在管控之下，就连上厕所也像是复健的一环，好像时刻被人"逼着"前行，并不是自主的行动。但是，出院几周后，作为人的那种尊严感又回到了父亲身上，好几次他都情不自禁地说"还是家里好啊"。
>
> 小笠原：连腰不好的平野太太的脊背都比以前挺直了许多，表情都变化了哦。
>
> 主持人：您是否庆幸小笠原医生建议你们办理紧急出院？
>
> 平野的女儿：当然啦，非常庆幸！自从父亲回到家中，我们都变得特别开心。虽然离别之日终究会到来，但我觉得即便它真的来临，我也可以对自己说"已经好好照顾了父亲，能够没有遗憾地与他道别了"。另外，我也能感知到自己的生活态度将会发生变化——以前不懂死亡，所以感

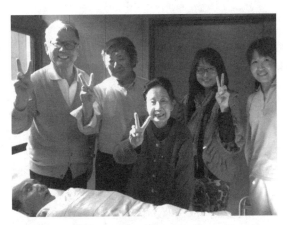

平野安详地告别了人世。家人们微笑着比"V"。他的离世
方式正是家人们所希望的。

到恐惧，但是有了照顾和陪伴父亲的这段经历，我觉得自
己慢慢能够与死亡握手言和了。

就在平野的女儿上完节目的第二天，平野先生安详地告别
了人世。

那天，平野的女儿在娘家过夜。时隔多年，一家三口又一
次排成了川字形睡在一起，平野在那个时候富足地走了。

第二天早上，我和THP前去探望，平野的女儿对我们描述
了父亲离世的经过，当我们一起合影时，家人们都边含着眼泪，
边微笑着比"V"。

丈夫对妻子的最后体贴

林 义 弘　　77 岁，男性

病　　　情：急性白血病、糖尿病、狭心症

家庭成员：与妻子共同生活

人能自己选择离世的时间吗？此处，我要跟大家分享一个不可思议的故事。

2016 年 7 月，林先生的妻子、儿子，以及女儿一同来到诊所。

"小笠原医生，我丈夫得了白血病。因为他不愿意住院，所以每次输血，我们都要去 20 公里外的医院，这样往返实在辛苦。我们想请您给看一看，能不能在家里为他输血？"

于是，我便前往林家看诊。在为林先生输血的时候，他告诉我平时还有疼痛和呼吸困难的情况，因此，我便开始为他提供居家安宁疗护。由于罹患白血病，林先生在贫血严重时会出现头晕、心悸、双腿无力等症状，这时就必须输血，补血之后，他的精力就会明显好转，可以四处走走。只不过，两周以后又得再次输血，这样的情形循环往复。

一天，在全家人的聚会上，林先生见大伙儿都在，提出："反正我也是将死之人，死之前不如和儿子去海滨垂钓一次。真的好想去小浜那里钓鱼！"

岐阜县到福井县小浜市有150多公里。平常并不住在一起的家人听了，都担心他的身体扛不住，纷纷反对说："去那么远的地方？！要是路上出事儿怎么办？而且还是坐船……"

但是，林太太却不这样想。

"作为妻子，我当然希望自己的丈夫活得越久越好，但是如果他在有限的时间内能做更多自己喜欢的事儿，按照自己的意愿去生活，那也是非常棒的事情！"

在她的赞同下，丈夫和儿子真的去了小浜钓鱼。

林先生回来后我前去看诊，发现他看上去相当疲惫。

林太太有些不安地问我："小笠原医生，接受居家医疗的病人会在家中去世吧？我胆子一向有点小，总是怕这怕那的。如果我丈夫死在我面前的话，我真的不知道如何是好。"

"不用担心。你丈夫是不会死在你面前的。"

去海边垂钓回来有一个月，一天，林先生洗浴出来感到胸闷，没穿好衣服就直接躺下了，并催促太太："你现在快去洗澡。"

"好的。"

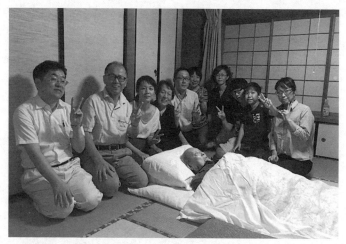

林先生帮助太太实现愿望后安详离世，他的太太、孩子、孙子、还有医院副院长，大家一起笑着比"V"，拍照留念。

当林太太洗完澡出来，发现丈夫已经停止了呼吸。也许林先生在躺下的那一刻已经知道自己的生命将走到尽头了吧！

"为了不让我担惊受怕，他特意选择我不在的时候走了。"

接收到丈夫对自己最后的体贴，林太太感到非常幸福。因此，大家便笑着比出"V"，一起拍照留念。

2017 年春天，当我将本书即将出版的消息告诉林太太时，有了下面这段对话。

"林太太，您一个人生活会觉得寂寞吗？"

"当然也有寂寞的时候。那时，我就会坐在佛龛前双手合十，祈愿大家都能健康、快乐地好好生活。"

"这样啊。对了，这次我要出一本新书，叫《可喜可贺的临终》。"

"这个书名太棒了！非常切合我们的经历。我丈夫也是做完自己喜欢的事情才走的，也称得上是可喜可贺的临终啊！而且他对我的体贴直到最后一刻，让我觉得我是这个世界上最幸福的人。"电话那边，林太太的声音听起来非常开心。

接下来，我再跟大家分享一个片段，也是临终的丈夫体贴妻子的动人故事。

一天，我去给栗田晋也先生（76 岁，男性，胃癌患者）看诊时，他的太太对我说："小笠原医生，我患有恐慌症，如果看到丈夫去世的样子，我恐怕就再也没办法振作起来了，所以……如果他快要走了的话，我想送他去住院。"

"放心吧！栗田先生是不会在你面前去世的。"

"这样啊。老伴儿啊，那你就能一直待在家里直到最后了。"

1 个月后，栗田先生进入到随时可能离世的状态，孩子们接到消息也都回到家中。栗田先生的儿子担心地问我："小笠原医生，我父亲恐怕就要不行了吧？但是，晚些我还要赶到东京去演讲。"

"你父亲没有听过你演讲吧？要是他想看看你演讲的样子，或许就会选择在那时候去世，在他去往另外一个世界的路上，顺便去东京听一听你的演讲。就当是父亲在看着你，好好去演讲吧！"

"我知道了。我会努力做好这一切。"

不过，栗田先生并没有去听儿子的演讲，他是在第二天早上 5 点左右去世的。栗田太太清晨醒来去看丈夫时，发现人已经离开了。

6 点左右，我接到居家护理师的电话，去了栗田家。

"小笠原医生，您说得太准了，太准了！"栗田太太拍着手迎接我。

我吓了一跳，连忙问："是什么事呢？"

"之前您不是说，我丈夫不会在我面前走，结果真的是这样啊！"

一旁栗田的女儿解释道："小笠原医生，请听我说。我哥哥昨天晚上回来后说爸爸由他来照顾，就让我们去睡了，但是，半夜 3 点左右，他也累得睡着了，之后，爸爸就走了。我想他一定是看到妈妈和我们三个人睡在一起，有如往日重现，非常感念，所以就安心地离去了。正因为爸爸走的过程没人看到，所以妈妈也可以没有任何负累地活下去。我真的为此感到欢喜。"

真相大白后，大家笑着比"V"，一起拍照留念。

"离世的时间"究竟是由谁来决定的呢？许多案例告诉我们，有时患者会自行选择离去的时机，这或许就是逝者留给亲人的最后的体贴吧！因此，我们没有必要因为在家人走的那一刻没有陪在他们左右而自责，无论何时离世，对于逝者来说都是天命。只要遗属可以换一种心态，无论是对留下的人，还是对于逝者，都会觉得那样走是一种幸福。

紧急出院！一天的时间也可以改变生死

高木良子　86岁，女性
病　　情：胃癌、肝转移、癌性腹膜炎、肺炎
家庭成员：与儿子儿媳、孙子孙媳同住

　　前面，我与大家分享了多个随时可能离世的患者的故事。所谓"随时可能离世"，就是说或许今天就会去世。本篇中，我将通过高木女士的故事告诉大家：对于癌症末期患者而言，一天的时间到底有多么宝贵。

　　一个星期五的上午，与高木女士同住在一起的大儿媳、二儿媳来到了诊所。

　　"小笠原医生，我婆婆癌症末期，她一直说想回家，所以我们原定周一为她办理出院手续。可是，现在她的病情突然恶化，

医生说随时可能离世。我们想请问出院后，您可以来家里为她看诊吗？"

"当然可以。不过，既然她的病情突然恶化，随时有离世的可能，等到周一再办理出院会不会太晚了些？你们确定三天后她还会活着吗？如果在出院之前她就离世了，就得从医院的后门出去了。那样，你们会不会后悔呢？要是真的想好让她回家，今天下午就可以办理紧急出院。"

"啊？！今天就能出院吗？但是，家里还没有整理……"

"稍微准备一下就行，不整理，其实也没有什么问题。"

就这样，4个小时后，高木女士从医院的正门紧急出院了。

大家知道为什么人在医院死亡后，不能走医院正门而要从后门出去吗？这是因为对于医院来讲，死亡就意味着失败，是一件十分忌讳的事。

高木女士回到家后，我们为她使用了持续的吗啡皮下注射，并打了甲强龙注射剂等，这些措施一上，她的疼痛得以消除，表情渐渐平和了下来。

出院的第二天是星期六，当我前去出诊时，高木女士看起来非常喜悦。

"医生，昨天晚上我睡得特别好！很久没有这样了，我太开心了！"

然而，星期天我就接到了她昏迷的消息。

"高木女士的血压在下降，看来快要走了。要是等到星期一才办出院，有可能就回不来了，当时能让她紧急出院真是太好了。"

"医生，太谢谢您了。奶奶回家后一直都很开心，没有比这更好的事了。"

看得出，家人们都感到高兴。

之后，居家护理师将《临别手册》（参见第一章）交给了高木家属，并向他们说明了临别时的注意事项。这样，家里人也有了心理准备，一起安静地陪伴高木度过最后一段时光。

可是，当我星期二前去出诊时，高木女士竟然还活着。

"咦，是有什么事吗？所有的亲属都来了吗？"听我这么问，高木的儿子环视了一周说："哦，这么说来，东京的曾孙还没到呢。"

"哦，那她一定是在等曾孙吧！"

星期三，曾孙一到，高木女士就平静地离世了。

所有人一起围绕在高木女士的身边，笑着比"V"，拍了照片留念。

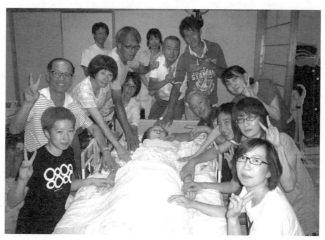

等待曾孙到达后，高木就平静地离世了。大家围绕在她身旁，笑着比出了"V"。这真是"可喜可贺的临终"啊！

行文至此，我已经向大家介绍了很多患者在离世的时候，自己选择离去时机的案例。像这样貌似偶然的奇迹，便是我一再见证的"可喜可贺"的临终。

只有当患者不是通过延命手段被迫"活"着时，才会拥有我们眼睛看不见的生命力量，才能够自主地选择离世的时机！这也让我们由衷地感叹生命的不可思议！

如果您正经历着上述故事中讲到的困境——"想出院"，但是却没有得到医生的许可，或是对居家医疗抱有疑虑，请及早找 THP、从事居家安宁疗护的医生，或是你熟悉的家庭医生，以及医院出院协调室的护士进行咨询，他们会帮助你选择适合的居家安宁疗护医生和居家护理师。

这里简单说说居家安宁疗护诊所的情况。

居家安宁疗护诊所的模式各有不同，有的诊所会提供 24 小时服务，有些则不然。下面，着重向大家介绍一下日本能随时出诊的诊所。

- 居家疗养支援诊所：提供 24 小时服务。
- 功能强化型居家疗养支援诊所：提供 24 小时服务，并且满足必备条件（3 名医生相互合作、具有居家安宁疗护实战经验等）、经过认证（分为独立运营型和与其他诊所合作型）。
- 居家安宁疗护优质诊所：除了满足以上条件外，还要满足更为严格的条件（如：拥有诸多居家安宁疗护的实战

成绩与研究成果等)。

截至 2017 年 4 月 3 日，在日本岐阜县共有 8 家诊所被认定为居家安宁疗护优质诊所，小笠原内科诊所亦位列其中。认证居家安宁疗护优质诊所需要进行申报，被认证后，诊所会在院内张贴海报告知患者。

从事居家医疗的诊所和医生，在技能和理念上互有差异，而在这个领域里，从业医生也确实存在良莠不齐的现象，所以找对适合自己的居家疗护医生至关重要。

患者并非一定要选择从事居家安宁疗护专业的医生。如果一位医生能够随时提供诊疗，并且理解对方、能够全身心地进行照护，深得患者和家属信赖的话，我觉得大家也尽可以放心。

如何才能找到一位可以提供居家医疗的医生呢？或许有人会这样问。

在我担任会长的"日本居家安宁疗护协会"的网站上，有《癌症末期患者的居家医疗数据库》，里面对日本全国各地的相关诊所均有介绍，大家可以登录查看。我认为，这个数据库对于非癌患者也具有相当大的参考价值。

人的一生，只能死一次！如果大家希望最后能笑着比"V"、笑着送别亲人，那么就需要选择能契合患者本人意愿的诊所与居家安宁疗护的医生。

第五章

——

居家医疗就没有
任何问题吗？

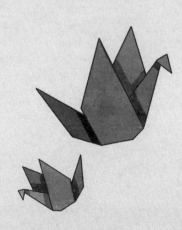

如果当时就向患者道出了真相

西 义 德　　59 岁，男性

病　　情：高血压、扁平上皮癌

家庭成员：和妻子、女儿同住

　　我从事居家医疗已经有 28 个年头了，现在基本上不会再出现什么失误，但在熟练掌握居家安宁疗护相关技巧之前，确实发生过好几起令我懊悔不已的案例。遗憾的是，医生们的实战能力千差万别，并不是在一开始就拥有着炉火纯青的处理技巧。本章中，我将分享几个我的失败案例，个中经验可以作为大家在选择医生时的参考，以帮助患者去实现"最后时光能在家中度过"这一愿望；同时，也要借此告诉后辈同道，纯熟运用居家安宁疗护处理技巧是一件多么重要的事！

　　首先要与大家分享的，是我的第一个失败的居家医疗案例，它发生在我刚刚开设诊所后不久。

1989 年，西先生为了治疗高血压会定期前来诊所看病。一天，他来门诊时告诉我说他有痰。两周后，再次看诊时他又对我说："小笠原医生，我的痰怎么老是咳不净啊？"

"是吗？那不妨做个痰液检查吧！"

结果出来，显示西先生患上了扁平上皮癌。

"西先生，我们在痰中发现了癌细胞，您最好去医院再查一下。"

"啊！那您能给我开一个转诊单吗？"

于是，西先生去医院做了详细的检查。呼吸科的医生告诉西先生："无论从 CT，还是支气管镜的结果来看，都没有发现任何问题。为了保险起见，您还是每三个月来拍一次 CT 吧。"

于是，西先生每三个月会去医院复查一次，但医院每次交给诊所的检查报告一律是"没有异常"。

就在这时，因为鼻塞问题，西先生去了他家附近的耳鼻喉科诊所看诊，那里的医生建议他去医院的耳鼻喉科做详细的检查。于是，西先生在这名医生介绍的医院做了检查，发现罹患有鼻窦癌！然而，对于这一事实，西先生的家人却决意向他隐瞒真相。

可想而知，医生在不告诉患者实情的前提下，就让患者决定是否接受手术是一件相当困难的事，可又不能无视家属方的诉求。但无论如何，西先生的手术迫在眉睫。

不得已，耳鼻喉科的医生只好跟他说："您长了一个肿瘤，手术时，需要将肿瘤跟左眼一并摘除。"

西先生听完，反应强烈："肿瘤可以切除，但我绝不想摘掉左眼。"

之所以要这么做，是因为癌细胞很大概率上已经浸润到了眼睛，如果不切干净，手术的意义就不大了。但是，不告知西先生实情，就无法向他解释清楚为什么要摘掉左眼，对此，耳鼻喉科医生甚感为难，便写了一封信给我："小笠原医生，拜托您来说服西先生。只是，他的家人不想把实情告诉他，所以请千万不要跟他说已经得了癌症。"

关于"手术时最好一并摘除左眼"这一点，西先生的家属、医生，还有我都有共识。然而，在告知真相后说服患者手术与隐瞒实情让患者接受手术，其难度有天壤之别。于是，我试图说服西先生的妻女改变主意。

"还是将实情告诉西先生比较好。这样也是为了他好。"

"我丈夫一直非常认真地工作，如今马上就要退休了。他常跟我说，等退休以后两个人一起去国外旅行。如果现在告诉他得了癌症，那他一定会大受打击，这样的话实在太可怜了。所以，拜托您务必跟他保密！"西太太回绝了我。

就这样，在我力劝失败的情况下，西家人一起来到了诊所。在我和西先生沟通时，他的妻子和女儿在他身后向我双手合十，无声地拜托我绝对不要说出真相。

"小笠原医生，比起耳鼻喉科医生，我更相信您，麻烦您跟我说实话吧！"

看着西先生，我一边措辞，一边缓缓回应："嗯，西先生，因为您的肿瘤很大，所以在手术时，一旦有必要的话，就需要把左眼摘除。"

"是这样的啊！您是这样想的！可是，我不想摘掉眼睛。"

"但是，西先生，如果需要摘却不摘除的话，术后后悔可就来不及了！"

当天，我们谈了一个多小时。

第二天，西太太前来向我道谢："小笠原医生，谢谢您昨天帮我瞒着丈夫。"

最终，西先生的选择是做手术但不摘除左眼。

手术做得很顺利，但癌细胞已经侵袭到眼周的骨头了。由于不知实情，西先生做出的是一个不尽人意的选择。

术后，西先生开始接受诊所的居家医疗服务，但是他的家人又提出："如果使用吗啡的话，他就会知道自己得的是癌症，所以请不要使用吗啡。"于是，我们也不能给西先生打吗啡。可想而知，这样当然无法帮助西先生消除疼痛。于是，西先生再次入院，直到去世，他都过得非常痛苦，手术后仅半年便离开了人世。

西先生去世后，他的妻子拿着院方的医疗病历来向我报告，整个过程中，她的头一次都没有抬起来过，更别提与我四目相对了。我时常想，假如当初我把实情告诉给西先生，或许他会选择拿掉左眼，即便他选择不做手术，也可以充分地享受余下的人生。对于一位如此信任我的患者，我却没能将真相告诉他，还因此让遗属也追悔莫及。直到现在，每每想起此事，我的心中都万分懊悔。

西先生的案例让我深刻反思到，只有**让自己说服家属的技巧变得精湛，并且提升告知真相后对后续事宜的处理能力**，才能改变患者剩余人生的生活方式和死亡方式。

医生啊，就让我死掉吧！

广濑光代　85岁，女性

病　　情：阿尔兹海默症、间质性肺炎、高血压

家庭成员：独居

这里我要跟大家分享的，是一位本人希望"居家"度过最后时光，但因家人反对未能实现愿望的患者的故事。

光代女士的妹妹曾接受过小笠原内科诊所的居家医疗，并于家中离世。那时，一直照顾妹妹的光代便萌生了同样的想法：等到自己不能去医院时，也要像妹妹一样接受居家医疗，最后的时光在家中度过。

然而，由于光代患有阿尔兹海默症，所以亲属们都建议她住进老人之家。这种情况十分常见，因为很多人都会在意世俗的眼光——如果让独居的老人在家中去世，会被指责为"对老

人不闻不问",同时家属也会担心,老人在家里如果出了状况没有人能帮忙。

对于亲属们的异议,开朗的光代每次都回应说:"不会有事的,我还要在家中礼佛呢。"拒绝去住老人之家。

一天,看护员上门时发现光代摔倒在地,还诉说脚痛得不能动弹。惊慌失措之下,看护员赶紧给光代的弟妹打了电话。赶来的弟妹叫来救护车,把光代送到了附近的医院。

小笠原内科诊所一直跟患者的家人和照护支援专员这样交代:"如果发生状况,请先联络小笠原居家照护站,切勿呼叫救护车。"并在患者家中的电话旁边贴了便签,写下照护站的电话号码作为"紧急联络方式"。

但是,由于光代无法将自己的意愿清楚地表述给看护员,摔倒一事便成了光代人生转向悲惨结局的引信。

光代在接受医院治疗后,原本可以马上回家,但弟妹却借机将她带到了老人之家。此前,我曾经两次邀请光代的亲属前来诊所,每次都会花上 1 个多小时进行沟通,告诉他们:"即使一个人生活也没有问题。请尽管放心好了!"原本,我以为她的亲属已经同意了,但事实却并非如此。在收到一连串的报告后,我感到非常懊悔,如果当初能将亲属希望光代住进老人之家这一点纳入考量范围,并对此提供更为周全的照护方案的话,或许就不会有今天这样的局面了。

光代住进老人之家两天后,便出现了状况。老人之家打来电话:"医生,光代现在很难受。请您马上过来看看吧!"

我急忙赶去看诊。光代一看到我,就悲痛地喊道:"医生,我被骗了啊！医生啊，就让我死掉吧！"

"光代，这是怎么了？"

"他们对我说'有一个好地方带你去看看'，结果就把我扔到这里了。我被他们给骗了！医生，我好难过啊！"

当时，患有高血压的光代出现了"章鱼壶心肌病"的症状，血压已降至原来的一半左右，全身冷汗淋漓。

章鱼壶心肌病（俗称心碎综合征）是指因极度紧张造成向心脏输送营养的 3 条细小血管（冠状动脉）全部发生痉挛，使得心脏像章鱼壶（日本渔民旧日用来捕捉章鱼的器皿）一样僵硬，几乎无法跳动，简单点儿来说，就是患者会因急性心力衰竭而发生严重的肺水肿或休克。

光代这种情况，已经没有救了。如果说还有一线希望，那就是让她马上回家，消除这种紧张的状态，但这必须要亲属同意。于是，我请老人之家的工作人员立即电联她的亲属，结果没有联络上。我只好给光代注射甲强龙注射剂等来缓解她的痛苦，但这也只是一时的安慰而已。

光代紧握着我的手不放。我对她说："马上你就会舒服了。"除此之外，我什么都做不了。

不久，光代就失去意识，4 个小时后便在老人之家过世了。这真是充满遗憾的临终啊！直到现在，我都无法忘记光代悲痛呼喊的那句"医生，就让我死掉吧"，她绝望的表情一直刻在我的脑海。

上面的案例也许会让大家对老人之家产生误解，认为那里不太好，为了避免误会，下面我简单介绍一位生活在老人之家的佐川佳子女士（79岁，女性，阿尔茨海默病）的故事。

有一天，我前去给佐川女士看诊，只见两位工作人员正在为她洗脚，儿子也面带微笑地站在一旁陪着她。

小笠原："佐川女士今天看上去心情也不错呢！"

工作人员："是啊，我们天天照顾着她，尽管她不会对我们表达什么，但每每都会变得很喜悦、很享受。看到她这样，我们不由得更加尽心地去护理她。她儿子每天也会来看她，陪她一起听音乐。"

佐川之子："一整天里，我深切地感受到能在别人的帮助下活着是件多么幸福的事。虽然我很希望妈妈能够活得更长久一点，但如果她在这里以这种状态离世，我也会觉得很满足。"

第二天，佐川女士在她最喜欢的老人之家里像睡着了一样辞别人世。

所以说，无论是在家中，还是在老人之家，只要它是患者本人与家属一致希望待的地方，并有医疗人员和照护者为患者和家属提供支持，细致地服务和关怀患者，那么这个地方就是患者可以愉快生活的"居所"，并成为最终的归宿。

儿女可知父母心?

古川典子　72 岁，女性
病　　　情：闭塞性动脉硬化症、慢性风湿性关节炎
家庭成员：和丈夫同住

一直以来，古川女士都是在丈夫的陪同下坐着轮椅来小笠原内科诊所就诊的。后来，在双腿完全不能行走后，她就开始接受居家安宁疗护。

在居家接受安宁疗护的第六年，一天，我去她家看诊时对她说："古川，您的脚趾都变成紫色的了，这种现象叫作发绀。情况这么严重，需要在脚部动脉安装支架。"

"医生，什么是支架啊？"

"支架就是一种扩张血管的管子，用金属做的，有点像一根坚硬的网状吸管。"

"不要。我可不想安这个东西。"

"如果不放支架的话，恐怕就只有截肢了。"

古川听我这样说，才勉强同意安装支架。放完支架后，为了促进血液循环，居家护理师每天都会帮古川泡脚或做足部按摩，每周还会为她注射 3 次促进血液循环的药物。

一天，古川的丈夫因故要去住院两周，这样一来，她就只能暂时一个人生活了。知道这个情况后，不同住的儿子跟古川说："妈妈，您一个人住肯定不行，爸爸住院期间，您也去住院吧。"尽管古川不太愿意，但却不愿违抗儿子。

其实，尽管古川坐着轮椅，但她还能自己做饭。如果把丈夫以前承担的洗衣和采买任务交给看护员，独自生活是没有问题的。现如今，连癌末患者都可以一个人在家中生活到最后，古川就更不在话下了。因此，我便前去说服古川的儿子。

"就算是一个人住也没有问题的，你的母亲只是腿脚不好而已，不用担心。既然你母亲也说'还是家里好'，那就让她继续待在家里吧，好不好？"

古川儿子应道："我知道了。"

我以为他应该是接受了提议。

然而就在当晚，古川之子在没有知会诊所的情况下，就直接将母亲送进了医院。恐怕他觉得"虽然我明白小笠原医生的意思，但和我的想法还是不同。我觉得母亲还是住院比较好"。

古川在住院两天后便离世了。古川是非常胆小且容易紧张的人，所以我认为是她的性格导致住院后应激引发了章鱼壶心肌病。

当患者和家属的意见发生分歧时，我会将患者的意见充分转达给家属，但即便身为主治医生，我也不能强行让家属同意将患者留在家里。

我做古川的主治医生有 14 年了，非常了解她的性格。如果那时我拥有说服古川儿子的技巧，结果可能会是另外一个样子。每当想到这儿，我的心中便满是遗憾。同时我也觉得，可能正因为古川儿子比我更了解母亲的性格，所以他才会担心胆小的母亲无法独自一人生活吧。

经过这件事情，每当再向家属进行说明时，我都会根据患者的性格，结合过往案例，不惜花上 1-2 个小时去说服他们，以免再次发生让患者和家属事后倍感懊悔的情况。

这个故事也告诉我们，**子女所认为的最好选择，对于父母而言，未必就是最佳的**。如果事后才体悟到这一点是以亲人之死作为代价，那真是太迟了！而且，这种情况并不仅限于父母和子女之间，因为，没有面临过死亡的人不会懂得将死之人的心情。当一个人知道自己行将死去，在面对剩余的人生时，所做的每一项选择都是建立在深刻的觉悟之上的。

我希望通过这个案例让各位家属明白，**患者本人所做出的每一项决定，都是深刻觉悟后慎重抉择的结果**。

充满遗憾的临终

辻本贵子　82岁，女性（享受生活保障）
病　　情：肺结核合并慢性支气管炎（佩戴鼻罩式人
　　　　　工呼吸机）
家庭成员：独居

　　待在何处，才会使人感到"此处就是自己的归所"呢？待
在这个地方，你的身心是否非常放松？如果有一天这个归所突
然被夺走了，你会怎么办呢？

　　前面我已经多次向大家强调过"只有居所定下来，心才会
安定下来"的道理。而本篇，我将告诉大家这个道理有多么
重要。

　　一天，我接到通知："辻本女士咳嗽并且发烧，现在很难
受，希望医生能前去看诊。"于是，我便赶往辻本家。辻本女士

住在一间传统的民房里，在我到达时，她看上去非常难受。她戴着鼻罩式人工呼吸器。这是一种辅助患者呼吸的器具，很容易摘下，因此并不影响进食或交流。

"难道非要这样活下去吗？要是能不戴呼吸器，直接这么死掉就好了。"辻本说。

"快别这么说。您这是肺炎，只要抗生素起了作用就会好转。不过，倘若无效也便会死掉。"

之后的两个小时，我一边和辻本聊天，一边为她注射抗生素和甲强龙注射剂。终于，辻本好受些了。

"每当我感到好受些的时候，就会在心底里感谢你们，正因为有了你们的帮助，我才能一直活到现在！"辻本显得乐观了一些。

这件事后，辻本继续居家接受着安宁疗护。然而，过了1年，重度肺炎又找上了门。

"这次肺炎非常严重，说不定会有生命危险，还是考虑住院吧？"我这样建议。

"如果特别难受，我会去住院。不过，即便像现在这样死掉，我也无所谓。我只想待在家里。"

虽然辻本非常抗拒住院，但是当她说"即便这样死掉也无所谓"时，我也实在无法回答"好的，我知道了"。万分为难之下我便与住在和歌山县的辻本侄子取得了联系，向他说明了辻本的情况。

"辻本女士拒绝住院。但是，这样下去，她很可能会因肺炎过世。我们可以按照她的意愿在家为她继续治疗吗？如果不行的话，你可以说服她去住院吗？"

"姑妈性格很执拗，我恐怕也说服不了她，就依她的意思吧！如果出现什么意外，我会负责善后的。"

辻本侄子同意之后，我便继续让辻本居家接受治疗。由于用了多于平时剂量的抗生素和甲强龙注射剂，收效还不错，辻本的肺炎痊愈了。在她恢复精神后，以前需要 24 小时佩戴的鼻罩式人工呼吸器可以在上厕所时摘下来了，她还能和来家里玩儿的朋友一起聊聊天，偶尔还会外出走走，日子比起以前开心了许多。

只是天有不测风云，辻本所住的老屋要被拆掉了。

"朋友们都在这边，而且我在这里已经住了好几十年，实在不想离开这个地方。"辻本郁闷得不行。

于是，我对她说："我会把您的情况转达给市政府的人，让他们在这附近帮忙找找房子。"由于辻本享受最低生活保障，所以房租必须低于 3 万日元。然而，辻本居住在岐阜市的加纳地区，离岐阜车站很近，那里很难找到租金如此低的房子。

最后在距离原址大约 4 公里处，找到了一间房租 2.8 万日元左右的漂亮房子，只是周围几乎没有什么人烟。辻本就在这样一个失去生活气息的环境中孤零零地生活着，以前常来家里玩的朋友，也因为距离远慢慢地不再来了，最后，竟然没有人再来探望她。

辻本摘掉鼻罩式人工呼吸器就可以自行如厕了，日常生活不受影响。由于照护保险认定辻本属于"需要照护程度Ⅰ级"，所以看护员每天会上门 1-2 次，居家护理师虽然 24 小时响应，但每个月只会上门 1 次。在这种没有朋友，看护员和护理师也很少出入的情况下生活，辻本孤独感倍增。

不久，辻本便开始把"我想死""我想回到以前住的地方"挂在嘴边。

心灵所依托的居所被剥夺，和老友相聚的快乐时光也一去不返，辻本渐渐失去了活下去的动力和希望，体力不断下降，而且，总处在无人交流的环境中，辻本很快就患上了阿尔兹海默症。

后来，辻本因阿尔兹海默症被送进了老人之家。尽管她在老人之家又生活了 6 年，但直到去世，她也没能实现"回到以前住的地方"这一夙愿。

对于本案，如果我们把关注点放在"寿命长短"上，那么，假设辻本一直住在旧居，能否活过 6 年我们不得而知，毕竟老屋里没有无障碍设施，在那种环境下，有可能摔倒、发生骨折。但是，如果我们把关注点放在**"生活方式和死亡方式"**上，那么可以说辻本的最后时光非常悲惨，因为她失去了住惯的家和熟悉的环境，在身心的最后居所没能如愿安置的情形下，生活质量和日常行为能力大幅下降，最终在飘摇的状态下离开了人世。每当我想到这里，就很后悔当初没多花一点时间和精力跟负责生活保障的工作人员更深入地交流一下辻本的情况，那样的话，也许辻本女士就不会这样离开人世了。

懊悔不已的选择

松尾久美　80岁，女性
病　　情：心脏瓣膜病、心力衰竭
家庭成员：独居

有时，患者心目中的幸福，与身边期望他幸福的人所认为的幸福，恰好相反。人这一生只能死一次，如果事后才发觉当初所做的抉择是错误的，即便后悔也已无路可退了。

每当我遇到家属烦恼于不知该让患者"住院"还是"居家"医疗时，我都会建议他们"尊重患者本人的意愿"，以免双方日后留有遗憾。

2010年1月，因心力衰竭定期会来诊所就诊的松尾女士打来电话，跟我说她很难受。于是，我赶紧前去出诊。看到松尾的急性心力衰竭已引发了肺水肿，我建议她马上住院。

尽管松尾难受得话都讲不出来，但一听我提住院，就猛烈地摇起头，整个身体都像在说"我不去医院，不愿住院"。见松尾态度如此坚决，我只好拜托她住在别处的妹妹来做工作。

可能有的读者会认为"患者明明想待在家里，为什么非要让她住院呢？""不是说要尊重患者本人意愿吗？"或者"这跟前面讲的不一样啊！"……所以，在这里我要补充说明一下。

医生并不会在所有情况下都将患者的希望和意愿放在第一位。如果医生认为患者住院治疗治愈概率很高的话，一定会建议患者住院。从医学伦理的角度出发，这也是医生应尽的义务。

就当时松尾的情况来看，我认为只要住院她就能转危为安，如果不去，则很可能会过世，因此才拜托松尾的妹妹来说服她。但是，即便妹妹拼命劝说，松尾也仍然拒绝。

"小笠原医生，姐姐铁了心要待在家里，那就请您在家里为她治疗吧！"

听松尾妹妹这样讲，我只好放弃了让松尾住院的想法，继续为她提供居家医疗。

在居家医疗中扮演指挥塔角色的 THP 发布了指示："请居家护理师帮松尾女士插尿管，我来安排照护床和氧气机。看护员今天不能到岗，所以刚才我已请家政公司派人过去协助。松尾女士家里没有放照护床的空间，就由我们一起来为她打扫吧。"

松尾家中有蝙蝠和猫咪嬉戏，跳蚤四处横行，屋里还积有许多垃圾和螨虫。照护站的 4 名护理师接到 THP 指示，对松尾家进行了大扫除。全部洁净清爽后，工作人员才把氧气机和照护床搬进屋内，这样，松尾家总算进入可以进行居家医疗的状态了。

然而，松尾的心衰太严重，随时都可能过世。即便对医生的住院建议患者本人坚决拒绝，但倘若患者马上死在家中，家属追起责来，问医院"为何没让患者住院"，院方也会很难办。

于是，我们在为松尾创造出完善的居家医疗条件后，又再一次拜托松尾妹妹劝说姐姐入院。不出所料，松尾还是拒绝了。无奈之下，我只好请松尾签下同意书。通常情况下患者是无需签署同意书的，只有在其坚持拒绝医生所建议的最佳医疗方案时，出于对本人意愿的尊重，才不得不这么做。

在后续治疗中，我们让松尾在照护床上保持斜卧（这种体位对心力衰竭患者有益），并辅以利尿剂，她的精神好转过来，甚至可以和家政公司的照护员聊聊天了，心力衰竭的症状也渐轻。

从紧急出诊那天算起，又过了两个月左右，或许因为在自己的家里过得自在舒心而有所松懈，松尾竟然抽起烟来。

这里我要问大家一个问题。正在吸氧的患者如果同时抽烟，会发生什么情况呢？没错，香烟会燃烧起来，引发烫伤。对此，日本厚生劳动省制定的《居家氧气疗法中关于火的处理》中有专门要求大家注意的细则。

松尾被火烫伤，连刘海都烧焦了。之前，我反复叮嘱过她吸烟会起火，一定要禁烟，直到这次她才接受了教训，开始严格遵守"吸氧不抽烟、抽烟不吸氧"这条铁律。但是，由于烟瘾太大，为了不再引火烧身，她最后竟然连煤油取暖器都不开了。

寒冬里，没有暖气，供猫咪进出的洞口一直敞开着，松尾就住在这样一个冷风随时灌入的环境当中。寒冷会引起血管收缩，血液循环会变得很差。那些在夏天被大量繁殖的跳蚤和螨虫叮咬而留下的皮肤伤口，因血运不好出现了大面积的溃疡。

　　每天去松尾家探访的居家护理师目睹此景直说："不能再这样下去了，松尾女士太可怜了。"一天早上，居家护理师对前来看诊的我说："松尾女士再这样下去太可怜了。离天气变暖还有一个月，大家商量说要不把她送到又干净又暖和的医院去住，请您千万不要反对呀。"

　　"如果松尾能同意，我是不会反对的。"

　　于是，居家护理师去跟松尾商量。

　　没想到，之前始终拒绝住院的松尾这次竟爽快地接受了居家护理师的劝说，去住院了。

　　然而，松尾女士在入院后的第3天便去世了。对她而言，医院环境所带来的紧张超乎想象，这导致章鱼壶心肌病爆发。

　　每当想起松尾女士，我都懊悔不已，居家护理师们所受到的打击和懊悔一定更甚于我。**每位医护人员都会为患者着想去选择最好的医疗与照护方式，这种心情，无论是医院还是居家医疗的医护人员都是一样的**，只是有时，结果却适得其反。对于松尾女士，我们原本的好意恰恰就是个令人懊悔的选择。

　　一直拒绝住院的松尾女士之所以会同意入院，我想肯定是因为在接受居家安宁疗护的两年半里，每天居家护理师都来上门照护，帮她打扫房屋，与她聊天，为她提供灵性方面的关怀，这使她对居家护理师们怀有莫大信任的缘故。

请不要叫救护车

宫田久志　70岁，男性

病　　情：ALS（肌萎缩性侧索硬化症）俗称"渐
　　　　　冻人"

家庭成员：和妻子同住

"不要叫救护车"——这可能是那些"希望最后时光在家中
度过""想死在家里"的患者，在生命出现紧急情况时内心最真
实的呐喊。

对于救护车运来的患者，医生必定会全力施救，因为医院
不能让患者死掉。所以，即便做心肺复苏会导致肋骨骨折，医
生也要坚持救人，还会为患者安上人工呼吸机维持呼吸。

为了帮助重要的人实现最后的愿望，就需要大家拥有一颗
勇敢而体贴的心，不要为他们呼叫救护车。本篇，要和大家分

享的是一位渐冻症患者的故事。

渐冻症即肌萎缩性侧索硬化症，是一种原因不明的运动神经元疾病，病情不断恶化的话，手脚就会变得不能动弹，无法说话，不能进食，最后将会无法呼吸。那时，就只剩下两种选择，一种是坦然接受死亡的来临，一种则是安装人工呼吸机以延长生命。

宫田先生选择了前者。于是，我向宫田夫妇详细说明了死亡之前的情形，以免他们惊慌失措。

"我会让您感受不到痛苦的。在您去世之前，可能会由于二氧化碳堆积出现意识模糊的现象，但这只是临终前的正常现象。**二氧化碳潴留**并不会让人感到痛苦，放心吧！"

然而，就在宫田即将离世的时候，他的儿子赶了回来，并呼叫了救护车。

这真是太令人遗憾了！宫田在医院里被安上了人工呼吸机，变成了一具活着的尸体。

上了人工呼吸机的患者，大都会因为过于痛苦想要拿掉它。因此，许多医院都会把患者的手固定住，只有在笔谈的时候才会松开，这真是有点不堪啊！

我接到宫田被救护车送进医院的消息后，急忙赶了过去。宫田看到我，边流着泪边用文字键盘输入"帮我拿下来"的字样，请求我帮他撤掉呼吸机。即便到了现在，每当我想起当时的景象，内心还会隐隐作痛。

就这样，宫田戴着人工呼吸机活了一年，最后在医院离开了人世。

宫田的案例，让我深刻认识到了两个问题。

首先就是，"一旦出现问题呼叫救护车"已经成为日本民众的常识。由于与患者分住的家属在紧急情况下为患者呼叫救护车的概率非常之高，因此，我建议家属要利用"THP+"这个软件，及时共享和浏览患者的想法、病情以及治疗决策等信息，这样便能大概率地避免误叫救护车的情况出现。

第二个问题就是，出院时医生和护士所交代的话的分量。医院的医生和护士常会对患者说："出现什么状况，就马上来医院。"然而，大多数情况下，这样说只是为了让患者安心，真正的意思则是"真的需要住院时，来医院就好"。如果误读了该话的意思，轻易叫了救护车，很有可能会让患者经受痛苦的延命急救，在炼狱般的折磨中苦熬，无法实现"最后时刻在家中度过"这一心愿。

医院当然应该救治那些有机会活命的患者，然而，对于那些癌症末期、衰老，或患有阿尔兹海默症不能清楚表达意愿的病人，即便院方明知他们没有救治的希望，却还是会为其施以痛苦的延命治疗，直至离世。为了避免这种"被迫苟活"的事件发生，如果患者接受着居家医疗，家属在呼叫救护车之前请务必先致电咨询居家护理师或上门看诊的医生。

为了避免悲剧一再上演，我建议各位事先拟定 ACP，即**预立医疗计划**（Advance care planning），也就是患者和家属事先与 THP、医生、居家护理师、照护支援专员等进行沟通，决定是否要接受延命医疗或呼叫救护车等。

即便患者丧失了自主决策能力，但只要他过往表达过自己的想法或者写下来过，那这些都属于可以尊重及参考的本人意愿。

由于日本的救护车免费，也因此引发了一些悲剧。近年来，因轻伤呼叫救护车的人数急速增多，导致真正需要急救的人在紧急时刻叫不到车。结果，本应获救的人失去了机会，或者病情拖得更加严重。那些把救护车当成出租车的人，就更不应该了。救护车应该留给有需要的人在必要的时刻使用，只有这样才能避免上述的情况发生。

临终前状态好引发的误解

本多绫子　78 岁，女性

病　　情：胃癌（预计生存数日）

家庭成员：与儿子夫妇、孙子同住

本篇我要跟大家分享的，是把"在世时开心生活，去世时平静干脆"误认为是医疗事故的案例。

大约 15 年前的一天，本多女士的儿子与儿媳同来诊所咨询。

"小笠原医生，我妈妈正在住院，每天疼痛不堪，不能进食，也无法走动。医生说她随时都有可能离世，但是，我妈妈还是希望能回家。作为儿子，我很想帮她实现这个愿望，请您帮帮我们吧。"

于是，我和居家护理师赶往本多女士所住的医院，指导完出院后需要注意的相关事宜，她便紧急出院了。

我们及时为她注射了甲强龙注射剂，同时增加了吗啡用量，开始为她提供居家安宁疗护。经过 5 天的治疗，本多女士的脸上重现了笑容。

"小笠原医生，我现在可以吃下饭了，他们还带我去了美容院。我好高兴。"

见到妈妈情况转变如此之大，本多的儿子、儿媳也都非常开心。

然而两周后，本多突然开始卧床不起。亲属们听到这个消息纷纷前来探望。于是，我当面告诉他们："本多快要走了。"

听我这样讲，以前与我从未有过接触的亲属说道："这也太奇怪了，3 天前她还很精神啊！是不是你给她喝了什么奇怪的药啊？把病历拿给我们看看。"

现场的气氛顿时变得紧张起来。对此，我请大家保持冷静，并解释了其中的缘由。

"本多女士出院之际，医生已经判定她随时都可能离世。然而回家以后，她竟然开心地生活了两周的时间，这本身不就是个奇迹吗？不过，人变得精神了，并不意味着疾病就痊愈了。作为家属，你们难道认为本多一直待在医院里痛苦地死去才比较好吗？所谓'在世时能开心生活，去世时平静而干脆'指的正是现在这个样子。"

事先与我有过沟通的本多家人完全能够接受亲人即将离世的现实，但是另一些亲属对我的话接受起来还是很难。不过，3天之后，本多女士便充满希望、心满意足、毫无牵挂地离开了人世。

俗话说事先讲叫说明，事后讲就是借口。所以，亲属们有上面的反应也无可厚非。

有了这样的前车之鉴，我们便制作了《临别手册》，但我总觉得这个故事留下了些许的遗憾。

我时常会听到有人这样说："失去健康的癌症末期患者怎么可能在世时开心生活，去世时平静干脆呢？这样说不是很可笑吗？"然而，**在接受居家安宁疗护的癌末患者当中，很多人的身体状态都会非常不错，以至于让人觉得"病像是好了"，而一旦进入无法行走的阶段，他们三到七天便会离开人世。**

离世前的那段日子，可以精力充沛地活动；离世之时，则能断然地走掉，这就是所谓的"在世时开心生活，去世时平静干脆"。

第六章 ————

生命的光辉

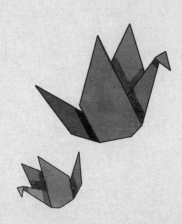

即便幼小也能参悟"生命之光"

吉永达也　40多岁，男性
病　　情：胃癌、肠梗阻
家庭成员：和妻子、两个孩子同住

如果你被医生告知罹患了"晚期癌症"，你会告诉给尚且年幼的孩子吗？

一天，吉永先生就诊医院的"出院协调室"社工给小笠原内科诊所的THP（居家照护整体规划师）打来电话。

"我们这儿有一位吉永先生，40多岁，身患胃癌并伴有肠梗阻，现在，他想出院回家。为了缓解肠梗阻带来的疼痛，我们一直为他在皮下注射善宁，出院后他仍需持续用药。因为他家附近的医生都没有使用善宁的经验，所以尽管距离小笠原内科诊所有30多公里，我还是想拜托你们为吉永先生提供后续的治疗，不知是否可以？"

"没有问题，我们愿意接收吉永先生。不过，由于距离较远，我们需要与他家附近的医生进行合作，通过"教育性居家安宁疗护"的方式来为吉永先生提供诊疗。"THP答复道。

于是，我们便开始寻找能够合作的人选，最终锁定了大塚医生。当我向大塚医生提出希望以教育性居家安宁疗护的方式一起协作时，他答道："没问题的。只是，我没有使用善宁以及其他居家安宁疗护药物的经验，若有不明白的地方，还需要您多多指教！这次，我想以辅助医生的角色参与，可以吗？"

"好，那么就由我来担任主治医生，大塚医生您从旁协助，我们一起来为吉永先生提供诊疗，接下来就多多拜托了！"

通过教育性居家安宁疗护实现远距离诊疗

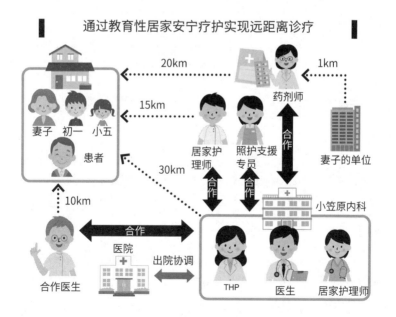

初次登门看诊，我同时召集了距离吉永家有 10 公里的大塚医生、距离 15 公里远的居家照护站的护理师及照护支援专员，以及 20 公里外的药剂师，大家对今后的治疗方针和居家安宁疗护的服务细节进行了商议。

这时，吉永先生突然提出："等我不能走动的时候，我就去住院。"

他的话让我感到惊讶："为什么呢？居家安宁疗护可以让你没有痛苦地一直在家生活到最后，而且，能和孩子们在一起，应该也很开心吧！难道你不想一直陪着他们吗？"

"能在家我当然很高兴。但是，等到我走不动以后，就得去住院。"吉永固执地绷着脸。

自从丈夫无法工作，吉永太太每天都会开车前往离家 20 公里远的单位，拼命赚钱养家，他们抚养着一个在上初一年级的儿子和一个在上小学五年级的女儿。即便再忙再累，吉永太太也还是帮丈夫实现了"想回家"的愿望，并一直体贴地照护着他。这一切，吉永心里很是清楚。

当天，我们对居家安宁疗护中的各个重要事项逐一进行了确认。

"还有一件事想再确认一下，孩子们知道爸爸的情况吗？"

吉永夫妇同时摇了摇头。

"孩子们很小，实在不忍心跟他们说。"

"这样啊。不过，我觉得还是让他们知道会比较好。如果你们担心，也可以由我们来跟小孩儿谈，毕竟后续还要为他们做跟进的心理辅导。"

之后，我们结束了当天的诊疗。

一个月后，当我前往吉永家看诊时，他的女儿竟然向我鞠了一躬，要知道，此前见到我时，她脸上都是一副"这个叔叔是谁？"的表情。看到这个情景，吉永太太开心地对我说："小笠原医生，我跟儿子讲了真相之后，他便跟妹妹说了，那之后，孩子们完全变了一个样。他们开始主动去找爸爸聊天，还让爸爸教他们在山中及河边玩耍的方法，爸爸上厕所时，他们也会搭把手了。"

与初次见面时僵硬的表情相比，吉永这回的神情柔和了许多。

出院两个月后的一天，吉永当着我、照护支援专员、药剂师、护理师、THP，以及采访记者的面，对太太说道："我住院时什么事都做不了，非常无聊。回到家后，我可以按照自己的意愿生活，每天都能看到你们，真的很开心。虽然我现在不能走路了，但因为不疼，所以感觉还能继续待在家里。你不用惦记我，放心工作就好。"

听吉永这样讲，我对他太太说："要是你不去工作，恐怕你先生又要去住院喽。"

回程路上，同行的记者对我说："小笠原医生，您可真是笃定啊，竟然叫吉永太太去工作！因为小笠原内科诊所的独居患者都是在有人陪伴的情况下离世的，所以您确信她不在时吉永先生是不会走的，对吧？"

春假的最后一天，吉永太太为了做午饭从单位返回家中，就在全家都在一起的时候，吉永先生在儿子和太太的陪伴下离开了人世。

一周以后，吉永太太在药店里跟药剂师分享了自己的感受。

> 能在家里照顾我的先生并且陪伴他走到最后，真的是太好了。
>
> 孩子们经历了这件事后，好像参悟到了生命的"烛光"就是这样慢慢熄灭的。他们都好懂事，会搀扶爸爸去厕所，竭力做了他们所能做的。
>
> 唯一遗憾的是，我丈夫说想喝猪肉汤，我却因为工作太忙，没能做给他喝。

听了吉永太太的话，药剂师答道："您可以把猪肉汤供奉在佛龛上给他喝啊。"吉永太太豁然开朗地点点头，展露出了笑容。

1个月后，吉永太太带着孩子来到大塚医生的诊所看病。

她含笑说道："大塚医生，谢谢您。我的小孩们好像明白了'生命的珍贵'。"

后来，大塚医生将这句话告诉了我，并对我说：

> 在学校，老师只会教导活着的重要性，很少提及死亡的事。
>
> 然而，唯有亲历过死亡，才会参悟到生命的珍贵。
>
> 居家安宁疗护真的很棒！
>
> 今后我也要好好凝望这生命的"烛光"，继续从事居家

安宁疗护的工作。

小笠原医生，日后还要拜托您多多指导。

教育性居家安宁疗护，旨在医生间通过相互学习来弥补彼此的不足，以提升安宁疗护的医疗处置能力。在吉永先生的个案中，我在大塚医生那里也受益良多。

正因为将实情告诉给了孩子们，吉永一家才会有许多不一样的珍贵回忆得以留存。孩子们亲眼见证了父亲努力活下去的姿态，对"生命的珍贵"的领悟将使他们受益终身。

一位 35 岁母亲迸发出的生命能量

堀 纯子　35 岁，女性

病　　情：胃癌、卵巢转移、肺转移、癌性胸膜炎等
　　　　　（预计生存期 3 个月）

家庭成员：和丈夫、两个孩子同住（白天独自在家）

年纪轻轻便罹患重病、抛下幼子去往另一个世界，这是一件多么令人遗憾的事！本篇中我想跟大家分享的，是一位 35 岁的女性在被医生告知还有 3 个月的寿命后，身为母亲的她是如何向孩子展现出顽强生命力的。

2011 年 5 月，纯子的先生来到距家 20 公里远的小笠原内科诊所。

"小笠原医生，我太太两年前做了胃癌手术，并在那家医院持续接受治疗。因为她总说'我想死'，所以我也曾带她去看过

精神科，开了抗抑郁的药回来吃，但并不见好转。不知能请您来家里看看她吗？"

"她这样确实很痛苦！知道了，我马上过去看看。但是，你家离诊所有点远，我会在你们附近找一位医生，通过教育性的居家安宁疗护，一起合作来提供诊疗。"

之后，我便与合作医生一起去了纯子家。

"纯子女士，您好。我是小笠原医生。你晚上睡得怎么样啊？

"我想死……我想死……"

"为什么想死呢？"我问。

纯子声音颤抖地答道："我是一个没用的母亲，什么都不能为孩子做，作为妻子，我也只会拖累人……我想死……"

我鼓励道："纯子，你虽然不能做饭，但还能跟家人说'早上好''你回来啦''晚安'啊！你还能时时陪在他们身边。"

"我想死……"

"就算你只是躺在那里，只要人还活着，就能给予孩子们需要的母爱了。"

"我想死……"

我说了一个多小时的话，纯子的回答只有那么一句——我想死。

此景之下，我停顿了片刻，握住纯子的手，问道："你一直说想死，那你觉得，我们在场的人里谁会最先死掉呢？"

一旁的纯子先生表情顿时僵住，纯子听完也瞪大了眼睛，呼吸速率都变快了。我悄悄将食指搭在纯子腕部，她的脉象疾乱。

四周安静异常，所有人都屏着呼吸，似乎只剩下纯子的脉搏声。

过了一会儿，纯子直直地看着我说："是……我吧。"

"是的。恐怕这里的每个人都是这样想的。就算你不说想死，你也会最先死掉。何况，你总说想死，那样免疫力就会下降，真的很快就会死了，甚至都活不到盂兰盆节。但是，如果你能做到好好睡觉、身心温暖、情绪乐观，常常笑一笑的话，那就完全不一样喽！接受居家安宁疗护的人，有三成左右寿命都会延长，说不定在盂兰盆节的时候，你正和孩子们一起旅行呢！"

正如我在第三章《如果罹患重症，你希望知晓病情真相吗？》中所写到的，每当告知真相或是谈及重要的事情时，我都会握住患者的手，感受其脉搏的变化，并且注视着对方的眼睛，等到慢慢讲出我要讲的话后，患者会将最深层的情感反馈回来。

"纯子，从现在开始我们只考虑活下去的事情吧！小孩儿也在看着你哦！"

如果不能觉悟，就无法继续向前。我的话让纯子认清了现实。之后，她再没说过一句"我想死"！不仅如此，她还主动约请以前不想见的朋友，并去观看小孩儿的足球比赛，整个人变得正向和开朗。

小笠原内科诊所在居家安宁疗护中推行一种名为"远程诊疗"的看诊方式，通过可视电话，双方可以随时随地进行面对面的交流，对于那些家离诊所比较远的患者，有这样的看诊模式保底可以让他们获得足够的安全感。

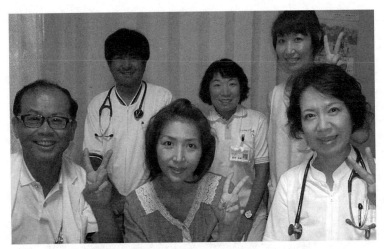

觉悟后，纯子的眼睛又有了神采，整个人变得开朗起来，与合作团队的成员一起，微笑着比出"V"字形手势，合影留念。

7月的一天，适逢居家护理师上门服务，我给纯子进行了远程诊疗。

"小笠原医生，我现在高烧39.3度了。"

"那就打以前打过的那种点滴吧，我会告诉护理师，请把电话拿给她。下午我会去家里看你。"

"不不不，我已经看到您了，您跑来会很辛苦，今天就不必麻烦了。护理师会帮我打那个点滴，您放心好了！"

癌症晚期的纯子反而担心起医生的身体了！我确信那个一直说"我想死"的纯子内心已经萌生出了"活下去"的愿望！

人一旦拥有求生意志，就可能迸发出医学无法解释的力量。作为母亲，"为了小孩儿，我要尽可能活久一些"的强烈愿望，使纯子的日常活动能力逐渐提高。之前可能无法活到盂兰盆节的纯子，在节日过后还和孩子们一起外出旅行，并在外边留宿了一晚。

暑假结束，9月来临之时，纯子的病情逐渐恶化。这时，镇政府的人便把照护床借给了她，老年人才中心的工作人员带来刚采的蔬菜和鸡蛋做饭给她吃，身为志愿者的芳香治疗师有时也过来为她做做芳疗。

到了10月中旬，纯子的肚子里积满了腹水，已经无力走动了。

由于此前我跟纯子夫妇说过"居家安宁疗护可以帮人消除疼痛，活得开心自主，还能活得更久一些，最终达到平安离世"，因此，眼见妻子卧床不起，她的先生也做好了思想准备。然而，纯子这时却问我："小笠原医生，如果抽掉腹水，我是不是就又能走路了啊？"

"那咱们就再检查一下看看吧！诊所里有临床检验员，可以带便携式超声波检测仪到家里给你做检查。"

之后，我便请临床检验员和居家护理师前往纯子家。

临床检验员在给纯子做检查时，我正在诊所，于是便通过可视电话进行了远程诊疗，并确认了检查结果。

"纯子，你的腹水并不太多，还不需要抽。"

纯子听了高兴地说道："太好了，医生。我和孩子们约好11月份要去泡温泉呢。谢谢您！"

11月15日傍晚，我和妻子正在名古屋巨蛋球场观看日本职业棒球联赛的第三场比赛，这时居家护理师打来电话，告诉我："有些摸不到纯子的脉搏了。"

"看来纯子差不多要走了。"

听到我的答复后，居家护理师跟纯子的先生说："您太太恐怕很快就要离世了。接下来的这段时间是非常珍贵的道别时刻，就留给您一家人单独相处吧！如果她感到痛苦，可以帮她使用栓剂。有任何问题的话，可以随时打我电话。"居家护理师一一叮嘱完才离开纯子家。

通常，观看棒球比赛我都会看到赛事结束，但那天我莫名地心神不定，结果在第 8 局下半场就离场回家了。就在我刚下岐阜羽岛高速公路的时候，纯子的先生打来电话。

"小笠原医生，我太太的情况有点奇怪，她好像喘不过气来，很痛苦的样子。"

很痛苦？！这怎么可以！我紧急前往她家看诊。由于距离很远，抵达时已经是夜里 11 点前后了。纯子看上去确实有些痛苦。于是，我大声呼叫她的名字，并摇动她的肩膀，可她没有任何反应，也摸不到脉搏。

"已经没有痛觉了，应该不会感到痛苦才对！究竟是怎么回事呢？不过，已经摸不到她的脉搏了，我想她很快就会走的。我会在这儿陪着你。"我对纯子的先生说。

然而，一切都在反常地持续着，纯子的呼吸时有时无。通常情况下，当血压下降、摸不到脉搏后，人很快就会平静离世。但从护理师摸不到纯子的脉搏算起，到现在已经过去了好几个小时。就在我百思不得其解的时候，突然想起一件事："之前我嘱咐她要早点儿休息时，她曾对我说：'我们家是自己做生意的，我希望能让先生专注于工作，孩子们过上好点儿的生活，所以，我一直暗自发誓不能早于辛苦的先生休息，只要先生没睡我是不会睡的。'"

"这么说来，她以前确实常跟我说'你要好好休息，为孩子们好好工作'。原来她现在也是在等我先睡呢！"

"我看，只能这样解释了。那我也马上离开吧。"

我看了一下表，已是深夜 12 点。纯子的先生让孩子们睡在纯子的两侧，自己也连忙钻进被窝。

深夜两点，当纯子的先生醒来时，发现太太已经安详离世了。或许，纯子是看到自己身侧的孩子和先生都睡熟了，才安心地上路了吧。

"头七"的前一天，纯子的先生来到诊所问候我们。他对我说："小笠原医生，您一定要夸奖一下我太太！她原本一直说'我想死，我想死'，却因为听了您的一番话而彻底改变了。为了孩子，她每天都笑着生活，11 月还跟孩子们去泡了温泉。不仅如此，有一次，当小孩儿哭着从学校跑回来喊道：'我再也不想去学校了！再也不想见到小朋友了'的时候，我太太硬是忍着病痛站了起来，睁大眼睛，认真听完小孩儿的哭诉。事实上，此前她已经虚弱得无法起身。在孩子停止哭喊后，她努力挤出声音，坚定地说：'妈妈活到现在，从来没有觉得自己是不幸的！'小笠原医生，我太太 35 岁就走了，不得不放下年幼的孩子……可小孩儿自从听到妈妈这番话，后来每天都挺着胸膛去上学。小笠原医生，这是不是太令人高兴！请夸夸我的太太吧！"

"太让人感动了，听得我要流泪。话说回来，11 月时，你儿子还曾向我鞠了一躬！这期间真的是发生太多事情了！"

大家一起拍照留念时，纯子的先生挺起胸膛，还比出了"V"字形的手势，我和 THP 都吃了一惊，赶紧也笑着比起

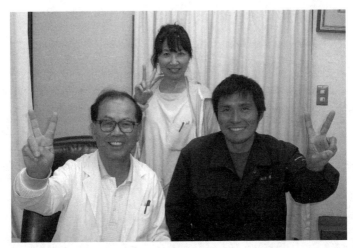

那个口中说"请夸奖一下我太太！"的纯子的先生，挺起胸膛，微笑着比出"V"。

"V"来。之后，我也大大夸赞了纯子一番。

如果做母亲的只剩下几个月或几天的时间，什么事能让孩子感到开心呢？我想，即便是卧床不起，只要家中还有母亲在，对于孩子来说，那便是最令他们高兴的事了吧！

而对于母亲来说，最能让她感受到希望的事，应该就是在家中看到自己的孩子，跟他们呼吸着同样的空气，同处一个空间里亲密地生活吧！

只要能待在家中，就能给予孩子温情和母爱。正因为纯子后来一直住在家里，孩子们才能亲眼见证母亲努力求生的坚韧身影和迸发出的生命能量，这也使他们懂得了生命的烛火是如何慢慢熄灭的，并感悟到生命的珍贵。

抢着为奶奶做遗体护理

土田节子　62岁，女性

病　　情：结肠癌、肝转移、肝性脑病（预计生存期
　　　　　数日）

家庭成员：独居

您知道什么是"遗体护理"吗?

遗体护理是指在患者离世后，用心将遗体擦拭干净，换上洁净的衣服，并为遗体化妆。它，是护理师的一项必备技能。

本篇就要与大家分享一个在遗体护理过程中发生的令人动容的故事。

一个周五的中午，土田女士的长子、次子、长女、长子妻子和妹妹五个人一同前来诊所咨询。

长子说道："医生说我母亲已经是癌症末期，随时可能去

世，但母亲却说想要回家，但她一个人住，我们都很担心。在跟医生咨询后，他说会帮我们给小笠原内科诊所写一封转介信，所以我们就来了。小笠原医生，您看我母亲这种情况还能回家吗？"

"没有问题，土田女士家在哪里？"

"离这儿大约20公里，离医院有30公里。"

"哦，这样啊。不过，那也没有问题，我会与你母亲家附近的医生一起协作。只是有一点，她的住所离医院有点儿远，所以也有可能会在回家的途中离世。"

听了我的话，一直在旁默不作声的土田女儿突然说："啊……我不希望妈妈死在车上。"

"那你们现在就只能跟母亲说'放弃吧，不要出院了'。"

"这样的话我说不出口。但是，像她这样自己住的人，想要在家中待到最后是不可能的吧？"

"到目前为止，我们已经照护过许多独居患者在家离世，这一点你们尽可放心。不过，土田女士的情况很差，所以确实有在回家路上离世的风险。"

我接着说："但是，你们好好想想，**母亲最大的心愿就是回家，当你们告诉她'可以回家'了的时候，她心中会不会燃起一丝希望呢？**抱有这份'能够回家了'的喜悦，即便是在车中去世，不也是充满希望地死去吗？顺便提一下，要是你们在车上发现她呼吸停止、确定人已经离世的话，就不能把遗体运回家了。因为这种情形下需要医生开具死亡诊断书。不过，如果你们觉得'呼吸好像停止了，但还不太确定'的话，这时还是可以带她回家的。"

这样的对话进行了两个多小时，在场的 5 个人最后达成共识，认定让母亲回家是他们能尽的最后孝道。

由于第二天我要在盛冈的学术会议上演讲，所以即便土田女士此时成功出院，我也无法前去看诊。"很抱歉，今天下午我要飞往盛冈，周日晚上才能回岐阜，如果土田女士能在周一出院的话，我就可以妥善安排后续事宜了。请转告令堂星期一可以出院，当一个人活在希望当中时，往往是不会离世的。"

到了星期一，土田果然尚在，不仅如此，人还变得精神了些，乘出租车回家的时候，还能给司机指路。在家人的搀扶下，土田下车并自行步入了家门，这让所有人都惊讶不已。

想必回到家中相当高兴，土田在床上坐稳后，便开始和家人拍照留念。祖孙三代轮番挤在一起，土田笑容满面。所有人都觉得让母亲出院回家是一个非常对的选择。

出院的第二天，土田的朋友纷纷前来探望，大家聊得兴致勃勃，她在亲朋的陪伴下度过了愉快的时光。当天晚上，在出院 36 个小时后，土田女士充满希望、心满意足、毫无牵挂地离开了人世。

第二天早晨，我和 THP 前往土田家出诊，她的大儿子正在和附近的邻居们商议葬礼事宜。我和 THP 对他说"你辛苦了"，之后便坐到躺在佛龛前的土田的枕边。

"嗯，表情非常安详呢！"

听我这样说，好多家人聚了过来，长媳对我说道："昨天晚上，我儿子刚刚毕业旅行回来，奶奶跟他亲口说了遗言。当我母亲的呼吸变得越来越慢时，小孩子们摇着奶奶，喊着'奶奶，不要死，不要死'，大家都哭了……后来，大人们和居家护理师准备为母亲做遗体护理，孩子们竟然说'让我们来把奶奶打扮得漂漂亮亮的吧'，抢着给奶奶做护理。我母亲是用自己的身体在告诉孙辈，人一旦死去就会慢慢变凉，而且永远也回不来了！我想通过这件事，孩子们也明白了生命的可贵。他们说着'奶奶，谢谢您！谢谢奶奶'，和姑姑、堂妹一直哭到天亮。"

在场的亲属虽然都红肿着双眼，但表情却都笃定安然。

我不禁提议："大家一起拍张照吧！"

不知是谁喊了一句："大家一起来，咱们笑着比'V'吧！"正在隔壁谈话的十几个邻居看得目瞪口呆。于是，我又详细地向他们解释了比"V"的缘由。

土田出院后，仅仅活了有限的 36 个小时。虽然时间短暂，但这 36 小时，却将"死亡"这件悲伤的事化解为家人释然的笑容。我想这正是居家安宁疗护带给患者和家属的珍贵礼物吧！

亲历过这样的生命教育，孩子们必定会对生命产生敬畏之心，并懂得相互帮助与扶持，校园欺凌事件想必也会因此减少一些；而日后，他们也将成为社区照护链条中的核心力量，并成为足以改变未来的人才。

心衰患者也能接受居家安宁疗护

森 康 弘　　76岁，男性
病　　　情：扩张型心肌病（极重度心力衰竭）、肺气肿
家庭成员：和妻子、儿子夫妇以及孙子同住

有些患者的身体状况差到想出院都非常困难，正所谓"想回家都回不了"。这里跟大家分享的就是这样的一位患者，可他最后却奇迹般的达成了心愿。

2014年的一天，在岐阜县内开设诊所的今井医生给我打来电话。

今井医生是心脏内科的医学博士，同时也是日本居家医学会的专科医生。

"小笠原医生，医院通知我，他们有一位戴着鼻罩式人工呼吸器，而且持续打着儿茶酚胺的重症心力衰竭病人想要回家。

您觉得这个可行吗？虽然我很想帮他实现愿望，但对于用着儿茶酚胺的患者，我实在没什么经验。"

"还同时戴有人工呼吸器的患者我也是第一次遇到，不过持续点滴儿茶酚胺我倒是有 25 年以上的经验了，我觉得没有什么问题。就让他回家吧！"

之后，森先生决定出院，并由今井医生担任主治医生，我从旁协助来提供后续治疗。下面就是森先生出院时的状况：

- 持续点滴儿茶酚胺治疗重症心力衰竭
- 戴有鼻罩型人工呼吸器以缓解肺气肿引起的呼吸功能不全
- EF 值（表示心脏功能）处于极低水平，为 20%（正常值为 55% ~ 85%）

可见，森先生的情况非常棘手，但就在出院后没多久，他竟然就笑着比出了"V"字形手势。这让我没忍住，于是邀森先生以及他的家人，还有医疗小组的工作人员一起拍照留念。

出院后，森先生在家中度过了 8 天愉快的时光。到了第 10 天，他的血压突然下降，离别的时刻临近了。

由于当天我在德岛县演讲，所以使用 THP+ 和医疗小组进行了交流。

尾崎居家护理师（8 日 21:20）　今井医生，您要不要和家属谈谈临终方面的事情呢……

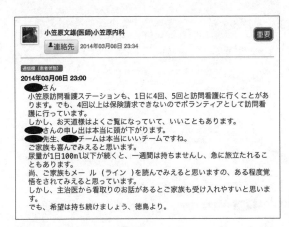

作者通过 THP+ 从德岛发出的信息

　　小笠原（8 日 23:00）　我觉得如果主治医生能够跟家属谈谈这方面的内容，家属会比较容易接受亲人的离世。不过，大家还是满怀希望再等等看吧！发自德岛。

　　今井医生（9 日 0:0）　我跟森太太说"从排尿的情况来看，森先生的时间不多了"。她已经理解，说会"静待老天的安排"。

5 个小时后，森先生离世。

　　家属（9 日 13:00）　他看起来就像睡着了一样。无论本人还是我们家属都感到分外幸福……

森先生离世 5 小时后，家属在 THP+ 上留言，并发来一个

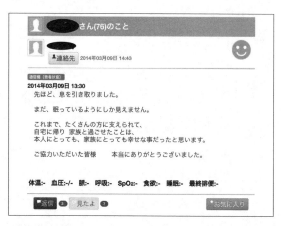

森先生刚离世不久时，家属在 THP+ 上的留言。右上角还
附有一个笑脸符号。

笑脸的符号。

当处于随时可能死亡的状态时，患者主动选择居家安宁疗
护，无论其本人还是家属都需要有通透的彻悟。对于森先生，
原本大家都认为出院有如痴人说梦，但最终却可以达成所愿，
开心地在家度过 8 天的幸福时光，这种选择正确与否，我想他
的家人发送的笑脸符号已经说明了一切。

2016 年 3 月，在日本厚生劳动省举办的推动安宁疗护研讨
会上，有一位审议官问道："目前，日本的安宁疗护只针对癌症
患者，而国外，对于非癌症患者也会提供相关服务。在座各位
觉得未来日本该如何发展呢？"

作为会议成员，我答道："对于癌症患者来说，我认为安宁
疗护是非常有必要的。不过，根据我的经验，安宁疗护对于心

力衰竭、脑卒中、阿尔兹海默症也同样具有良好的效果，所以我认为也应该对非癌症患者提供安宁疗护服务。"

于是，从 2016 年起，政府相关部门便开始研究对心衰患者提供安宁疗护，相信未来必将有一系列政策利好，让心衰患者可以便捷地接受相关服务。我也衷心期盼，那些认为自己"毫无出院可能"的患者，可以回到自己喜欢的"居所"度过人生的最后时光。

和妈妈一起回家泡澡

长谷川爱　9岁，女孩
病　　情：亚急性坏死性脑病
家庭成员：和父母、姐姐同住

本篇要跟大家分享的，是戴有人工呼吸器的女童也能接受居家医疗的故事。

纱奈与小爱是一对姐妹，非常可爱，不幸的是她俩都患有亚急性坏死性脑病。对于这种罕见病，现代医学尚未确立有效的治疗方法。这种病不仅会导致患儿精神发育迟滞、肌肉痉挛，后期更会引起吞咽和呼吸困难的发生。姐妹俩虽然身患同病，但妹妹小爱属于重症患者。

小爱出生后的 11 个月里，还可以笑着跟大人互动，也会玩玩具，还能扶着东西站立；但长到 12 个月，大人怎么逗，她都不会笑了！等到一岁零九个月，连爬行和扶东西站立也无法做到了。于是，妈妈带小爱去医院检查，发现她得了亚急性坏死性脑病，随即开始住院。

一天，小爱的主治医生给我发来一封转诊单，上面提出请我为孩子提供居家医疗。我便同几名居家护理师一起去了小爱住的那家医院，并见到了小爱的主治医生朝仓大夫。

"小笠原医生，您好！初次见面。我是主治医生朝仓。患者是 11 岁的长谷川纱奈和 9 岁的长谷川爱姐妹。她俩都是一边住院，一边去特教学校上学，她们的妈妈每天都陪她们睡在医院里。现在妈妈提请出院，原因是"想和女儿一起泡澡"。我希望仍由我作为主治医生为她们进行常规治疗，而回家后居家医疗这一块，想请您这边提供协助。"

"好的。不过我还是第一次遇到儿童患者，之后还请您多指导。"

之后，我们便就"出院后要注意的相关事宜"对家属进行指导，并确认将由医院、小笠原内科诊所、小笠原居家照护站三方共同协作，为患者和家属提供医疗支持，对患儿妈妈提出的"发生紧急情况，就叫救护车去医院"的想法，我们也同意和尊重。

由于我和居家护理师没有"儿童居家用人工呼吸器"的使用经验，所以我们马上跟朝仓医生学习了相关技能。这样，居家医疗的准备工作都已就绪。

患有重度亚急性坏死性脑病的小爱，日常生活需要有人照顾，但身体状态好的时候，可以摘下人工呼吸器。由于她会出现不自主运动，就算躺着也会不断动来动去，所以必须有人按着她；坐在普通椅子上时，她会从上面滑下来，因此需要使用那种能充分支撑住身体的特制椅子。

在我登门看诊时，小爱妈妈一边压着她的脚，一边对我说："她只要一听到电视里有小孩的声音，就会一直盯着看，所以我总会把台调到儿童频道。"

我看了看小爱，她正用那双非常清澈的眼睛目不转睛地看着电视，同时还摆动着手脚。小爱尽管不会说话，但她的眼睛能看得见，耳朵也听得到。

每当小爱出现紧急情况时，我们便按照母亲的意愿，叫救护车把她送到医院。

小爱从9岁出院直到15岁去世，有6年时间都是在家中度过的。

姐姐纱奈今年已经21岁，依然活得很好。或许是察觉到妹妹已经不在人世，所以自从小爱走了之后，纱奈的身体就变得爱出问题。

一天，在我为纱奈看诊时，她妈妈对我说："小爱一直在用她那清澈的双眼看着我们。"

是啊！佛龛边上的照片里，小爱正在充满笑意地注视着家人。

亚急性坏死性脑病会频繁发生吞咽困难，所以医生为小爱做了胃造瘘，在肚子上开了一个小洞，将营养直接输送到胃里，另外，还给她做了气管切开手术，装了人工呼吸器。气切后由于是用管子将机器和肺连接在一起，所以身体会将管子默认为异物，从而导致痰液大量增加。所以，吸痰成为照护工作中的重点，几乎每隔2小时小爱就需要吸一次痰，这对她的家人来说，无疑是非常沉重的负担。

在为小爱提供居家医疗的过程中，**我深感吸痰这项工作是家属的"不能承受之重"**。于是，在2012年，小笠原内科诊所对照护人员和教员等共计42人进行了吸痰培训和实践指导。虽然这也是日本厚生劳动省的居家医疗合作项目的一环，但我希望这样的培训能够在全国推广，以让家属减负，使儿童也有可能接受居家医疗。

另外，纱奈和小爱姐妹俩虽然所患疾病相同，但病情程度却不一样——两人若是同时住院，妈妈可以睡在医院里陪着她们，但如果姐妹中只有一个人生病的话，妈妈就要每天奔波于家和医院之间，这样，无论是住院的孩子，还是待在家中的孩子，晚上没了妈妈的陪伴，总有一方会感到寂寞。

对于小孩子来说，唯有和妈妈待在一起才会觉得幸福和安心。小爱的故事，让我深感有必要建立起一套完善的体制，让父母能够放心地将病儿接回家中，同时也应该提供更多的支持，避免母亲过于劳累。

就日本的现状来看，能够提供儿童居家医疗的医生少之又少，即便能够提供居家医疗，很多医生却又对儿科领域相当陌生，而儿科医生大多工作繁忙，没有余力涉足儿童居家医疗。不过，倘若居家医疗的医生与儿科医生能够通力合作，相信会有更多的病儿会因此受益，可以回到"家"这个最温暖的居所。

哀伤抚慰让家属重现笑颜

木村孝治　70岁，男性

病　　情：结肠癌（末期）

家庭成员：独居

各位可曾听说过"哀伤抚慰"这个词？当人们失去重要的人时，体恤遗属的悲伤，向他们提供心理上的支持与关怀，这就是**哀伤抚慰**。

本篇我要跟大家分享的，是一位女儿想要见临终父亲最后一面，然而却未能如愿、伤心欲绝，最终在医生哀伤抚慰的帮助下展露笑颜的故事。

一天，在岐阜县内开设诊所的清水医生给我打来电话。

"小笠原医生，我们这边有一位独居的癌症末期患者木村孝治先生，他希望能够出院回家，但我们这里没有能为独居患者提供居家医疗的医生，就连唯一有经验的我，也是由您担任主治医生，我从旁协助过一次而已。出院协调室的护士跟我说您是我们唯一可以拜托的医生了，所以这次还是想请您以教育性居家安宁疗护的方式提供协助，不知道可不可以？"

"没有问题。那这次就由清水医生担任主治医生，我来从旁协助吧。"

木村先生出院后，我们在他家召开了由各种职务人员参加的合作会议。当时，木村发着高烧，还告诉我们他有些浮肿。在服过止痛药后，他又能扶着东西慢慢走动了。

当天参加会议的，有木村所在市的6名医护人员（清水医生、2名居家护理师、照护支援专员、看护员、提供上门洗浴服务的人员），以及小笠原内科诊所的4人（2名医生、THP、居家护理师），大家一起商定了让木村这样的独居患者日后可以居家生活到最后的各项医疗服务细节；另外，为了让木村住在东京的独生女儿放心，我们还决定使用THP+与可视电话。

在木村开始接受居家安宁疗护几天后，他女儿给我打来了电话。

"小笠原医生，不知我父亲的情况怎么样？"

"还不错，目前很稳定。我们有为40多位独居患者提供居家安宁疗护的经验，清水医生也会协助，你尽管放心好了！要是你父亲说想去住院，我们也会送他去医院的。"

我用可视电话让木村女儿看到了父亲的样子，她非常高兴。大家也会通过THP+随时上报木村的最新情况。

- 患者无法自行如厕，于是为他插了尿管。

- 木村先生说想去理发店，照护支援专员（已确定）为他叫了上门服务。

- 因为有些浮肿，所以将松紧带式成人纸尿裤换成了粘贴式成人纸尿裤。

- 坐在床上吃看护员做的饭菜，边吃边夸赞"好吃"。

- 今天也过得很愉快。

木村女儿在 THP+ 上看到爸爸面带笑容的照片，一颗悬着的心终于放下。

木村先生离世的前一天，血压开始下降，渐渐变得无法动弹，清水医生便给他的女儿打去电话："看样子你父亲快要走了。"

"啊？！可是我今天有事实在没办法赶回去，我会搭明早第一班的新干线回家！今晚我会拜托姑姑去陪爸爸。"

下面就是从次日早晨到木村离世为止的情况：

5 点 30 分 清水医生接到居家护理师的信息："木村先生的姐姐说他的呼吸好像快要停止了。"

6 点 00 分 清水医生紧急赶往木村家中。

6 点 30 分 清水医生检查结束，确认木村先生的呼吸快要停止了，之后离开了木村家。他有些担心木村女儿能否赶上见父亲最后一面。

7 点 30 分 清水医生接到居家护理师的电话："木村先生的呼吸已经停止了。"

8点多 清水医生再次出诊，确认木村先生心脏停止跳动，并通知木村姐姐和居家护理师"死亡时间为8点×分"，之后离开木村家。

　　7分钟后，木村女儿进门。看到父亲已经离去，她悲痛欲绝："爸爸！如果我早到10分钟的话，就能见到您最后一面了啊！爸爸，对不起，爸爸……"

　　我从THP+上得知木村的女儿将坐首班新干线回来，估算她差不多该到家了，便电联居家护理师。只听电话那边传来："小笠原医生，怎么办啊？木村的女儿一直在哭！"

　　于是，我请她把电话拿给木村女儿。

　　"你父亲一直在等你回来，我想他是等得太过着急，所以就直奔车站去接你了。虽然他去世的时候，你没在身边，但也不用那么悲伤。假如当初你说出'一个人住，不能出院'的话，你父亲就不可能像现在这样待在家中生活到最后了。况且你姑姑一直陪在他身边，她告诉我们，你父亲是笑着走的，非常平静。他的愿望全部都实现了，所以是不是不用悲伤，反而应该觉得'这样真的是太好了'才是啊！"

　　"这么说起来，我曾问爸爸'真的不用住院吗'，他那时非常笃定地跟我说"我要在家中待到最后一刻"，这让我突然体会到，即便爸爸一个人离世，他也希望待在家中。但当我听说爸爸是在我到站时去世的，我就充满了自责，一想到如果再早10分钟结局就完全不一样了，就难以释怀，想要流泪。"

　　"清水医生上午有门诊要看，中午我会和他一起过去看你们。"

挂断后，我接着致电给清水医生。

"清水医生，辛苦了。要是刚刚你在木村家再多等上10分钟就好了。"

"实在抱歉。因为木村先生的姐姐在那儿，我就没有考虑更多。想到上午还有门诊，就回来了。后来仔细一想，觉得确实应该再待上10分钟，等到木村的女儿回来再走就好了。目前，我执业才1年半，经验还很少，包括您带着我参与的2位独居患者的居家安宁疗护，一共做过4例，现在可以处理吗啡的持续皮下注射了。但是，对居家安宁疗护来说，做好家属情绪抚慰也是非常重要的环节！今后，再提供居家安宁疗护时，我会考虑患者的意愿，同时也会多顾及家属的心情！真的是受教了，非常感谢您！"

别离时分，故去之人和相送之人的心境都各有不同。正因如此，居家安宁疗护的医生更应该等到患者的女儿抵达，并对她说："啊，太好了。你赶上父亲的最后时刻了。他的身体还是温热的，快去和他道别吧！"要是能这样为他们创造一段告别的时间，家属会比较平静地接受亲人的离去。如果清水医生能这样做，木村的女儿恐怕就不会懊悔万分、泪流不止了。

听到电话那端的声音有些低落，我说："我跟木村的女儿约好了中午去看她，清水医生也一起去吧。"

到了中午，我和清水医生赶到木村家，他的女儿笑着迎接了我们。

"医生，一直以来真的非常感谢你们！"

早上还在电话里泣不成声，现在她竟然展露出了笑容。之后，木村的女儿尽管触景生情又有些泪目，但仍与我们一同拍照，并笑着比出了"V"字形的手势。

哀伤抚慰应该就是这样吧，它拥有将眼泪化成笑容的力量。作为医生，提高这方面的处理技巧非常重要。但是，我认为，**提供一个不需要哀伤抚慰的居家安宁疗护才更为重要！**

传递笑声的 350 公里远程诊疗

柏原阳子　91 岁，女性

病　　情：食道癌、高血压、房颤、心力衰竭（预计
　　　　　生存期 3 个月）

家庭成员：独居

医生对远在 350 公里以外的患者进行诊疗，这在以前简直是天方夜谭。然而，随着通信技术的进步，远程诊疗已经变为可能。这里，要向各位讲讲远程诊疗的重要性。

2014 年 6 月，柏原女士的女儿前来诊所咨询。

"小笠原医生，之前我妹妹的事承蒙您费心照料得特别好，我母亲也很高兴。"

"是啊，已经过去有 10 年了吧！今天来是有什么事吗？"

"嗯，是我母亲得了食道癌，她说想待在有父亲回忆的

家中，我很想让她如愿，但她是一个人住，所以我还是有些担心。"

"没问题的。就算一个人住也能在家中生活到最后。"

大约交流了 30 分钟，柏原的女儿才放心下来。于是，我们便开始为柏原女士提供居家安宁疗护。居家护理师为她打点滴以补充营养，并指导和处理排便方面的事宜，洗浴服务人员则上门帮她洗澡，柏原度过了一段相当愉快的时光。然而几个月后，她开始出现疼痛，于是我开具处方，让她饮用既能止痛还能得到放松的吗啡红酒。

后来，她开始卧床不起，连电话都无法自行拨打了。为了让她和家人能够放心，我们给她在床边安装了触屏式可视电话。

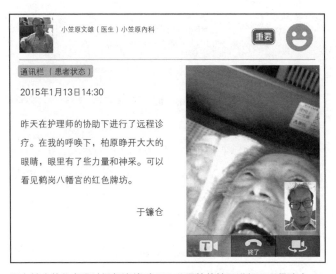

远在镰仓的作者通过视频连线对 350 公里外的柏原进行了远程诊疗。

"这样我就安心啦！一个人住自由自在，真的很好。"于是，柏原又愉悦地度过了半年左右的时光。

2015年元月，我去柏原家看望她。

"医生，新年快乐。今年也要拜托您继续关照啦！"

"柏原女士，您的生日是元旦，现在您已经92岁啦，真是可喜可贺啊！"

"确实可喜可贺呢！生日那天，我还和女儿一起吃了御节料理。"柏原充满喜悦。

7日，柏原无法进食了，也不能再下咽吗啡红酒。于是，我们为她准备了在第一章《现在的我比任何时刻都幸福》中介绍过的PCA——只需按下按钮就可以消除疼痛的"魔法盒子"。柏原高兴地对女儿说："有了这个，我就更放心了。"

9日，当我去看望柏原时，她的女儿说道："昨天我和妈妈大笑了一场！"接着便将这段插曲讲给我听。

柏原："一个人住也能在家中生活到最后，我真的是百分之百的满足啊！"

女儿："妈妈，我也是百分之一百的满足。"

柏原："那我们两个人加起来就是百分之二百的满足啦！哈哈……"

11日晚，我在神奈川县逗子市演讲，在查看THP+后，得知柏原的血压已经开始下降，病情恶化了。

12日早上，在往常上门看诊的时间，我还远在镰仓，不过，通过视频连线，我照例询问了柏原的情况。这就是从镰仓到岐阜柏原家中相距 350 公里的远程诊疗。

"柏原女士的情况怎么样？"我问居家护理师。

"已经有些意识不清了。"

护理师一边说，一边用平板电脑将柏原的样子拍给我看。

"柏原，快看哦，是小笠原医生。"柏原看到整个屏幕满是我的脸后，竟然哈哈哈地笑了起来。通过这次问诊，柏原的眼里又有了些力量和神采，跟女儿以及从东京赶回来的孙子们又度过了一段美好的时光。

晚上 12 点刚过，孙子们发现奶奶的呼吸停止了。不过，女儿们并不慌张，而是继续观察着母亲的情况——那呼吸时断时续，跟《临别手册》中记载的情形一模一样，这让女儿们相当安心。家人们就聚在柏原的身旁聊天交谈。

凌晨 2 点，当女儿们回过神时，发现母亲已经像睡着了一般离开了人世。居家护理师同家属一起为柏原女士做了临终护理，之后便离开了，把时间留给家属们独处，让他们好好地作别。

第二天早上 11 点，当我前去出诊时，柏原的女儿们对我说："小笠原医生，让我们手挽手拍张照留念吧。"

于是，柏原的女儿们、我，还有 THP，大家彼此挽着手，笑着比"V"拍照留念。

4 个人就有 8 个"V"。这不正是家属对于柏原女士生存与离别的一切感到满足的最好证明吗？

到本节为止，我已经多次介绍过使用可视电话进行远程诊

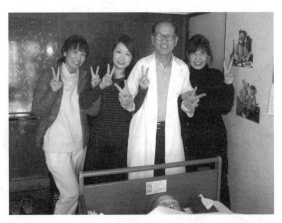

在离世后的柏原面前，4人手挽手拍照留念，4个人就有8个"V"。

疗的方法，而现在，"医疗·看护·保育作业部会"日本国家制度改革推进会议，也正在积极研究和推广这种诊疗模式。小笠原内科诊所在15年前就已开始使用这种方法惠及患者，作为日本厚生劳动省远程诊疗科学研究班的成员，我们一直致力于将其推广和普及。

远程诊疗，能够减轻医生的负担，让医生即便身处远方，也能实时了解患者状况，并及时做出正确决断；此外，许多患者"光是看到医生的脸就会觉得分外安心"，从帮助患者实现"居家度过最后时光"的可行性出发，远程诊疗的效果也是不容小觑的。不过，在做远程诊疗时，**居家护理师的协助不可或缺，否则，误诊的风险将会增加**，对此必须多加注意。

慎重使用"持续性深度镇静"

冈佐和子　73 岁，女性

病　　情：胰腺癌、肝转移、糖尿病（预计生存期
　　　　　1 周）

家庭成员：和丈夫两人生活

2016 年 1 月 19 日，NHK《现代大特写》栏目播出了一期特别节目，名为《临终之时要如何处理——关于"临终镇静"的争议》，探讨为遭受极度痛苦的患者注射镇静剂、让其永久沉睡的"终末期镇静"方法，对患者而言，是否真的是"幸福的临终"，以及能否减轻家属的负担。

作为评论员，我参与了当期节目的录制，节目里还播放了记者对我的患者冈女士的跟踪采访影片。

临终镇静，医疗术语中称之为"持续性深度镇静"，原本在

医院里被广泛使用，后来，有相关经验的医生将这套做法带入到居家安宁疗护的实践当中，现在，在居家医疗领域中已经越来越普及。

不过，这种"持续性深度镇静"与小笠原内科诊所采用的"夜间镇静"完全不同。

"持续性深度镇静"是通过让患者永久沉睡，以此消除难以承受的痛楚。因为患者一直处于沉睡状态，所以不会感到疼痛，照顾者也会相对轻松，所以确实有人会希望接受"持续性深度镇静"。但我认为，使用时必须特别慎重。

我在节目录制中也明确表示反对滥用"持续性深度镇静"，但因为节目时长有限，未能得以充分阐述。因此，下面我将通过冈女士的案例向各位详细说明一下，为什么我认为"持续性深度镇静"是必须慎重使用的非常手段。

a. 突如其来的死亡通知单

2015 年 6 月，自认为身体一向很好的冈女士因为腹痛去了家附近的诊所。检查后，医生怀疑她得了胰腺癌，这让冈女士大为震惊，随即住院做了详细的检查。结果，医院的主治医生对她说："冈女士，您的确患了胰腺癌。8 月 4 日可以安排手术。"

在等待期间，医生又建议说："冈女士，术前最好确认一下癌细胞是否有转移。有家医院购置了最新的 MRI（磁共振成像）设备，您可以在手术前一天去查一下。"

就这样，冈女士按照主治医生的安排如期做了磁共振。

"太好了，癌细胞没有转移。请准备明天的手术吧！"

听到主治医生这样说，冈女士和丈夫悬着的心终于落了地，一心准备手术。

第二天，手术预计的时间是 6 个小时。然而，刚刚一个半小时左右，冈女士便被人推了出来。主治医生把冈女士的丈夫叫了过去，告诉了他一个惊人的消息。

"我们打开您太太的腹腔后，发现癌细胞已经转移到了肝脏，即便手术也无济于事了，所以我们就直接把刀口缝合了。"

后来，冈女士也得知了这个情况，夫妇俩都气愤不已。而且，冈女士还被告知只有 5 个月的寿命了。就这样，她在意志消沉的状态下，持续住院治疗，刚进了 10 月，便出现了梗阻性黄疸。

之后，冈女士插过尿管，还做了经皮肝穿刺引流术，这样的住院生活前后持续了 5 个月左右。

到了 12 月，冈女士呕吐和疼痛的症状越来越重。急速衰弱之下，冈女士跟丈夫说："我讨厌待在这里。我想回家。"

当月 22 日，冈先生前来找我咨询。我一直是他的家庭医生。

"我太太的身体急剧恶化。但是，她说她想回家。"

"明白了。那就为她办理'紧急出院'吧。"

"可她这么严重，能够回家吗？"

"那你觉得她继续待在医院里，会有转机吗？"

"不会，她大概很快就要离开我了。我不想她死在那家医院。"

"如果你再犹豫下去，她可能真的会在医院里离世。"

3小时后，冈女士带着经皮肝穿刺引流管紧急出院了。

回到家中，我们马上为她提供居家安宁疗护，之后她便停止了呕吐，疼痛也消除了。冈女士的脸上笑颜重绽。看到太太如此开心，冈先生也很高兴。然而，这笑容里却带有一丝隐忧。

b. "持续性深度镇静"与"夜间镇静"

短暂的欣喜过后，第四天，冈女士的情况急转直下。

> 26日，左半边身体麻痹、出现语言障碍，在家中接受脑梗死相关治疗。
>
> 27日，出现高烧、吸入性肺炎、昼夜颠倒、谵妄、完全无法入睡。

两天来的剧烈变化再次将太太推入了绝望的深渊，这让冈先生万分心疼。他对我说："不要请看护员帮忙了，我要自己一个人照顾她到最后。"于是，冈先生一个人通宵达旦地精心照护妻子。

29日，前去看诊的医生和护士对疲惫不堪的冈先生说："您完全没有合过眼吧？这样下去，你们两个人都会垮掉的。不妨考虑接受"持续性深度镇静。"

冈先生看到妻子深受病痛折磨，自己身心也备受煎熬，加上连日透支，体力到了极限。

而这一天，我正在距离岐阜县90公里远的中津川市进行教育性居家安宁疗护，当我查看 THP+ 时，跳出了一条标为"重要"的信息。

回程途中，我跟 THP 说："听说给冈女士看诊的医生已经跟她丈夫提了'持续性深度镇静'的事，我现在就去她家，跟她丈夫谈谈这个事。"同行的 NHK 记者听了，也决定与我们一同前往。

到达冈女士家后，我对她丈夫说："我们确实还有'持续性深度镇静'可以选择。不过，这样一来就意味着你要和太太永别了，说到底这是最后保底的手段。相较'持续性深度镇静'，还有一种方法是'夜间镇静'，它可以让你太太在晚上得以安睡，你也不至于太过劳累，我想这才是当下需要解决的首要问题。我们还是先使用'夜间镇静'，阻断恶性循环吧！"

实施"夜间镇静"后，冈女士晚上能睡得很熟，她丈夫晚上也能好好休整，身心都得以喘息。

31 日跨年当天，冈女士的神志已经清醒，疼痛也已消除。当居家护理师问候她时，她还能回应出"谢谢"。在平静的心情下，大家迎来了新的一年。

c. 最喜欢的北岛三郎

2016 年 1 月 3 日中午，冈女士迟迟没有醒来，我摇晃她的肩膀、在她耳边呼唤，都不见有任何反应。于是，我跟她的丈夫说："差不多到了离别的时候了。人的听力是最后一个丧失的，你可以跟她说说话，也可以给她听听歌。"

"我太太最喜欢北岛三郎。"

"那就放给她听吧。能听着自己最喜欢的歌曲辞世，应该很美好吧？"于是，冈先生拿出了家中北岛三郎的 CD 播放起来。

大家静静听着歌，冈先生在一旁跟记者谈着话。

"咦，冈太太的手在动啊！"

"真的呢！"

"她在……唱歌！"

冈太太没有瘫痪的右手竟然在动，嘴也动起来。

这样的情形，让在场的人倍感震惊，我不由得调侃道："我怎么跟她讲话都没有反应，北岛三郎一唱歌她居然就醒了……"

冈女士听着北岛三郎的歌并且跟唱的片段被《现代大特写》节目播出。因为左半身瘫痪以及语言功能障碍，她无法发出声音，脸上也没有什么表情，所以我们看不出她在笑，但是能感受到她是开心的。此情此景，我和她的丈夫都非常高兴。

两天后，也就是 1 月 5 日的中午，冈先生对醒来的妻子说："你一直努力到了现在，真的谢谢你。你可以不必这么辛苦为我撑下去了。"

两个小时后，冈女士凝视着丈夫，拼命说出："谢……谢！"流下了一滴眼泪，离开了人世。

走时，她的女儿、孙子和丈夫都陪伴在她身旁。

d. 周年祭

2017 年 1 月，在冈女士的周年祭法事之后，她的先生来到诊所并首次向我袒露了他们对磁共振检查之事的愤怒心情。听完他的话，我终于明白了为何当时冈先生的笑容背后总是藏着一丝不快。

"不过，小笠原医生，周年祭的法事也顺利结束了，现在我的心里终于可以平复一些了。"

"是啊。这段时间发生了很多事情啊。一个男人生活很辛苦吧！"

"我太太曾经很担心地问我：'如果我死了，你吃饭怎么办啊？要学学做饭啊！'我跟她说：'早上去咖啡馆吃早餐，中午可以吃定食，晚上就随便吃点。'然而，不可思议的是，自从她走后，我很想给菩萨供奉饭菜，不知不觉自己就会煮饭了。"

"是啊，人就是会这样的啊！"

"虽然那段时间经历了很多不好的事，常常感到愤怒，但当我每天在佛龛面前双手合十时，就会想起太太临走时对我说的那句'谢谢'，心中就会生出欢喜。一想到太太正在天上看着我，我就觉得，只有每天积极地活着才最能让她安心。"

e. "持续性深度镇静"是让患者死两次

在《现代大特写》的录制现场，我了解到一个惊人的数据。

在家离世的癌症患者中，每七人就有一人接受了"持续性深度镇静"。这个调查结果真是令人难以置信！

我根据自己至今为止超过一千例患者的居家照护经验，以及在全国各地演讲时收集到的信息，并通过与日本居家安宁疗护协会干部的交流，最后得出了以下的结论。

居家医疗医生及其团队的处置技巧，直接决定了居家医疗的实施品质各有不同，而"持续性深度镇静"的使用率也因此存在差异。

就我的直觉而言，"每七人中就有一人使用持续性深度镇静"的居家医生，在他们供职于医院的时期，就常使用这种方法。所以这些医生在进行居家诊疗的过程中，遇到患者提出苦痛难以承受时，便会轻易提出对患者使用"持续性深度镇静"。换个角度说，如果医生拥有缓和医疗的技巧，实施"持续性深度镇静"的比例将会降到原来的十分之一，也就是七十人中有一人；如果拥有足够的居家安宁疗护技巧，则可能降低到百分之一，也就是每七百人中才有一人。

接受"持续性深度镇静"的患者等于是要死两次。

第一次是接受"持续性深度镇静"之时，第二次则是实际死亡之时。

也就是说，**第一次是心灵之死，第二次是肉体之死。**

我仿佛感受到，那些眼睛看不见的魂灵正在哭泣。

要不要接受"持续性深度镇静"，应由患者本人决定。为了消除难以忍受的痛苦，不得已做出这项决定时，还需要经由家属同意，它是医生作为最后的手段使用的。如果患者已经没有能力决定，则以家属的意见为准。但在患者被施以"持续性深度镇静"之后，代为决定的家属很有可能会后悔，感到是自己"杀死了"亲人。

任何一位医生都不可能从一开始就拥有极高的居家安宁疗护技巧，我在 40 多岁的时候，曾经为患者实施过一次"持续性深度镇静"，那时，我还没有领悟居家安宁疗护的真义。现在，小笠原内科诊所已经有丰富的相关经验，医院委托给我们的病案大多复杂而棘手，但我们仍然可以帮助患者缓解那些难以承受的痛苦，让他们重拾笑颜，因此并不需要采用"持续性深度镇静"，居家离世的比例可以高达 95%。

"居家离世率"是指在家去世患者的比例，它反映了居家医疗的品质。 如果面对饱受疼痛折磨的患者，一味让其住院来解决问题的话，居家离世率就会很低。虽然居家离世率高是一件好事，但最重要的是实际内容。如果医生轻易地使用"持续性深度镇静"，确实会提升居家离世率，但我认为这样的医生并没有真正理解何谓"可喜可贺的临终"。

"持续性深度镇静"常被误认为是安乐死。 在实施"持续性深度镇静"之前，我们需要认真思考患者痛苦产生的原因，看看还有没有可能为他们减少过量的点滴、增加吗啡的剂量，或者实施"夜间镇静"等方法，以及做任何我们可以做的事情。这样的话，患者就无须接受"持续性深度镇静"，还能拥有较高的死亡质量。也就是说，患者在临终时刻还能对家属说出"谢谢"二字，这样的温暖会永驻生者心间。

居家安宁疗护可以让患者在临终前开心度日，走得平静而干脆，还能让遗属笑着比"V"送别亲人。推广居家安宁疗护的理念让更多的人知道，是帮助我们自己和他人迎接"可喜可贺的临终"的第一步。

对未来的期许

大岛美野里　60岁，女性
病　　情：胆管癌、梗阻性黄疸（预计生存期数周）
家 庭 成 员：独居

最后，我想告诉大家的是，**居家护理师才是居家医疗的主角**；同时，也将告诉各位，今后要如何改变，才能让人拥有终极的幸福。

2008 年 4 月，大岛美野里女士正在接受小笠原内科诊所的居家安宁疗护。当时，她已经处于随时可能离世的状态，而我因为要出席在柏林召开的学术会议，同时顺路进行考察和旅行，需要在欧洲待上大约两周的时间。

出发前，大岛依依不舍地对我说："小笠原医生，您去欧洲期间，我可能就不在了。"

"是啊，两周是有点长呢。"

"嗯，小笠原医生，这次就当是永别了。"

接着，我便动身去了欧洲。到达德国后，我首先探访了一家当地著名的安宁医院。医院主体由 3 层白色的建筑物构成，外观大气沉稳，郁郁葱葱的树木环绕周围。正面的走廊上写有这样几句话："在有人离开这个世界时，玄关的蜡烛一整天都会被点亮。死亡不应被人们忌讳。"

这里患者的表情都相当闲适，有人正和家属一起晒着太阳。

我对带我参观的护理师感慨道："这里真的是很治愈啊！走之前，我想跟这里的医生打个招呼……"护理师听后，一脸吃惊地反问道："咦……照顾癌症晚期患者还需要医生吗？"

"也是！没有医生在也不会有什么问题。不过，如果要使用吗啡的话，怎么办呢？"

"从附近医生那里拿到'事前约定指示'就可以了。"

"哦，原来你们事先已经在医生那里备案了，只需去拿药物处方就可以啦。"

"是的。这样的话，后面的事情护理师处理就可以了。"

"日本的医生都是在患者出现状况后才会去看诊，然后才会开药给患者，这样真的很烦琐。"我和护理师握手道别，离开了这家安宁疗护医院。

抵达新天鹅城堡后，我给大岛打了电话。

"大岛女士，你的情况还好吗？"

"小笠原医生，我感觉很难受，估计就快走了。"

"可以啊。我现在是在灰姑娘城堡哦，这里看上去非常漂亮。"

当我飞到瑞士，一边眺望着马特洪峰，一边又拨给大岛。

"大岛女士吗？咦，你还活着。太好了。不过，现在还难受吗？"

"嗯。我还活着呢！我在等您回来，不知道还能不能等得到。估计是不行了……"

"啊，这样啊。我现在正在欣赏马特洪峰，不过我可不会叫你不要走哦。"

回到德国，我在柏林的酒店再次打给大岛，她对我说："我还没有走呢。这到底是为什么呢？不过，这次可能真的就是永别了。"

"是吗？可是我看到了一幅非常棒的画，想要送给你，就把它买了下来。虽然只有 1000 日元……"

回国落地后，我从中部国际机场打给大岛，没想到她仍然在世。于是，我直接前往大岛家。当时，居家护理师和家政人员正在家里。我把画送给了大岛女士，两个小时后，她便离开了人世。

有时，医生与患者之间存在着一种很强的羁绊联系，而我认为，是因为有了可以放心托付所有事情的居家护理师的付出，才使医生和患者之间产生了这种联结。

大岛女士的案例让我认识到，居家安宁疗护需要建立起一套参与体系，可以让多种职务人员能够为同一个目标通力合作，并有一个能够处理所有事宜的核心人物。

这个核心人物，就是在本书中已经多次登场的 THP。

2008 年，我从德国回来后，便创建了"THP 照护系统"，把协调多种职务人员的关键人物命名为 THP，并且展开了相关培训。目前，日本全国已经有 12 家 THP 认证机构，共有 42 名 THP 活跃在居家医疗第一线。THP 不仅可以减轻医生负担（这一直是居家医疗的一个重要问题），还能给患者和家属带来更多的笑容。

从 2013 年起，小笠原内科诊所连续 3 年成为岐阜县"居家远程诊疗"参与机构，目的便是普及、扩大和提升居家医疗。

小笠原内科诊所在该项事业中提出了五大系统，目前，它们已经成为推进居家安宁疗护时的五大重要支柱。下面，我向各位介绍一下：

1.**THP 照护系统**：让多种职务人员进行共同协作的体系

2.**THP+**：让与患者相关的所有人员实时共享信息的应用程序

3.**远程诊疗**：可以随时随地进行远距离诊疗的可视电话

4.**出院协调服务**：为希望出院的患者寻找适合的居家医疗医生，并协助其出院

5.**教育性居家安宁疗护**：医生之间相互学习共进

这五大支柱，在本书中我均有介绍。下面，我对第五点"教育性居家安宁疗护"进行一些补充说明。

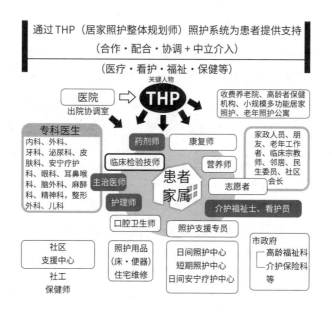

通过 THP（居家照护整体规划师）照护系统为患者提供支持
（合作·配合·协调 + 中立介入）
（医疗·看护·福祉·保健等）

关键人物
THP

医院
出院协调室

收费养老院、高龄者保健机构、小规模多功能居家照护、老年照护公寓

专科医生
内科、外科、牙科、泌尿科、皮肤科、安宁疗护科、眼科、耳鼻喉科、脑外科、麻醉科、精神科、整形外科、儿科

药剂师
临床检验技师
主治医师
护理师
口腔卫生师

康复师
营养师
患者家属
志愿者
介护福祉士、看护员

家政人员、朋友、老年工作者、临床宗教师、邻居、民生委员、社区会长

照护支援专员

社区支援中心
社工
保健师

照护用品（床·便器）住宅维修

日间照护中心
短期照护中心
日间安宁疗护中心

市政府
高龄福祉科
介护保险科
等

小笠原内科诊所以岐阜县为中心，辐射周边 100 公里内的地区，通过教育性居家安宁疗护模式，为 76 位癌症患者和 12 位非癌患者，共计 88 人提供过服务，居家死亡率为 97%。

能够提供居家安宁疗护的医生的数量不断增加，意味着有更多地区、更多的人可以重拾笑容。将自己知道的部分传授给他人，对自己不知道的内容虚心请教，我期待这种医生之间的合作模式能更广泛地推展。

我们不断在积极推广居家医疗，希望它的普及，可以减少长期住院患者的数量。有人指出：推广居家医疗的一个很重要的理由，是为了削减医疗经费和控制社会保障费。虽然多少存在这个原因，但我认为最重要的一点还是——"待在自己期望的居所，开心地生活，并且笑着离世"，这是每个人理应拥有的权利，而我深知，居家医疗完全能够帮助患者实现这个愿望！

居家医疗是一种重视"协作、共情、沟通"与"欢笑"的医疗方式，需要各种人员以不同的视角和技能，站在相同的立场，凝结协作、同频共振，体察患者之心，重视所有成员之间的交流，共同欢笑、相互支持、彼此帮助，全心投入地为患者提供高质量的疗护服务。

"笑口常开福自来"，这才是居家安宁疗护该有的图景。

若想达成这样的目标，还少不了邻居和社区人员的参与。**形成完备的社区综合照护体系，对于居家安宁疗护的发展尤其重要。**

婴儿从呱呱坠地开始，先是不断睡觉，然后翻身爬行、摇摇晃晃地学习走路，最后才能迈开步伐，直至奔跑；而即将离世的人，有如重返婴儿时代，走路摇摇晃晃，后来只能爬行，最终卧床不起。如果我们的生与死遵循了这样一种自然的规律，就不会有太多的痛苦。

然而现今，人们却违反了这一自然规律，只是在一味追求"长命"而已。我认为，唯有遵循自然的规律，让居家安宁疗护惠及每一个生命个体，才可能使人实现真正意义上的"长寿"。

我希望，今后只有需要接受高度医疗和急救的人才会在医院接受治疗，大多数人则可以在最适合治愈的空间中，按照自然的规律迎接生命的终点。

在本书中我不断告诉各位，如果想要开心生活，并且笑着离世，迎接"可喜可贺"的临终，最好的捷径就是待在自己真正喜爱的居所，接受全心投入的医疗团队提供的安宁疗护服务。

最后我想跟各位说的是：任何人都不能孤立生存，即便在临终之时，我们也并非独自一人。人生在世，你必定要和某些人有所联系，受到他人照顾，彼此间共同合作。我们谁也无法脱离这样的社会体系的裹挟，正因为如此，就不应该只有一少部分专业人员去直面和接触死亡，而应该发挥更多社区的力量，建立起区域内个体间的关爱纽带，合力去面对死亡的凝视。这就是我对未来的期许。

后 记

"小笠原，我成了一介庸医！"

就在我成为医生三年后的某一天，医院主管突然对我说了这句话。

"怎么会？大家可都说您是位好医生啊！"

"早前，有一位肝癌患者快不行了，我便把家属叫来让他们道别，结果，家属竟然把患者带回家去了，着实吓我一跳。"

"确实很惊人。"

"更不可想象的是，时隔七年，这位患者今天竟然自己走到医院看诊来了。"

"真的啊？！"

"小笠原，如果让病人那样出院，就会变成一介庸医。你一定要当心啊！"

看完本书的读者，想必已经很清楚个中缘由。这些年，我一直致力于居家安宁疗护，已经服务超过 1000 名患者，其中有 50 多位患者是独居人士，而且，终于解开了当时的谜团。

"只有居所定下来，心才会安定下来。"也就是说，如果患者可以待在自己期盼的"居所"度日，就会创造出生命的奇迹。居家安宁疗护可以帮助患者开朗地生活，其中三成左右的人还会延长寿命。

只有当患者不是在延命措施下"被迫苟活"，而是活在希望与喜悦中时，才能够自行选择离世的时间。人类就是具有这种不可思议的能力。

当患者实现了"在自己想待的地方度过最后时光"的心愿，按照自然规律充满希望、心满意足、了无牵挂地辞世时，即便遗属会因离别的悲伤流下泪水，但也能同时带着笑容与逝者道别。每当我亲历这样的现场，仿佛都能听到逝者在说："哎呀，大家都在比"V"，那我也要笑着上路才行啊。"

这里，没有人会说"请节哀"，相反，大家都会笑着比"V"。以目前民众的惯常认知，对此可能还无法理解，然而，如果"患者能够笑着离世，家属可以笑着送别亲人"，这难道不是可喜可贺的临终吗？

人，必定会有一死。**反正都要死，还不如笑着死去，这样亲人也不至于太过哀伤。**倘若一个人能彻悟到这份"死亡的喜悦"，那应该是一件无比幸福的事。

作为日本居家安宁疗护协会的会长，数年前，我便在日本各地及海外进行演讲和启发活动，并著有《上野千鹤子请问小笠原医生，一个人可以在家中死去吗？》一书。

如今，又过去了四年，随着超老龄化社会的到来，人们对于"多死社会"又多了几分担忧。在这种情况下，社会将越来越需要居家安宁疗护。一直以来，我都深信死亡绝不仅有痛苦和悲伤，很多患者也希望我将居家安宁疗护的真实情况讲给大众，我也将此视为我的使命。带着这种信念，我再度执笔，有了本书。

在此衷心感谢助力本书出版的患者及其家属、小笠原内科诊所的工作人员等众多人士，同时也对本书编辑桥高真也、负责撰写的幸子致以诚挚的谢意。

小笠原文雄

2017 年 5 月 23 日